サプリみたいに
栄養がとれる
副菜
101

牛尾理恵

CONTENTS

INTRODUCTION

「You are what you eat」
訳せば「あなたはあなたが食べたものでできている」とでもなりましょうか。私が好きな言葉です。

10年前、気がつけば20歳のころよりも10kgほど体重が増えていました。
こんな姿で40歳を迎えたくない！ と、重い腰を上げて、ダイエットを決意しました。
もちろん運動もしながらではありましたが、なによりも心がけたのは、バランスのよい食事。
そしてめでたくマイナス10kgを達成するころになって、
「You are what you eat」という言葉の意味を、身をもって理解したのです。

この本のタイトルは『サプリみたいに栄養がとれる副菜101』です。ちょっと不思議なタイトルですよね。
栄養は本来、食事からとるものであって、サプリはその代用品に過ぎないのですから。

今、サプリを筆頭とする健康食品市場は大盛況です。その市場規模はなんと9000億円近く。
特にコロナ禍以降はさらに勢いを増して拡大しているそうです。
人々の健康に対する意識が高まったのでしょう。
今や「栄養」といえば、食事よりも、サプリからとるものになりつつあるのかもしれません。

でもちょっと待ってください。諸説ありますが、ある研究によれば、
栄養はサプリよりも食事からとるほうが健康には効果的だという結果が出ています。

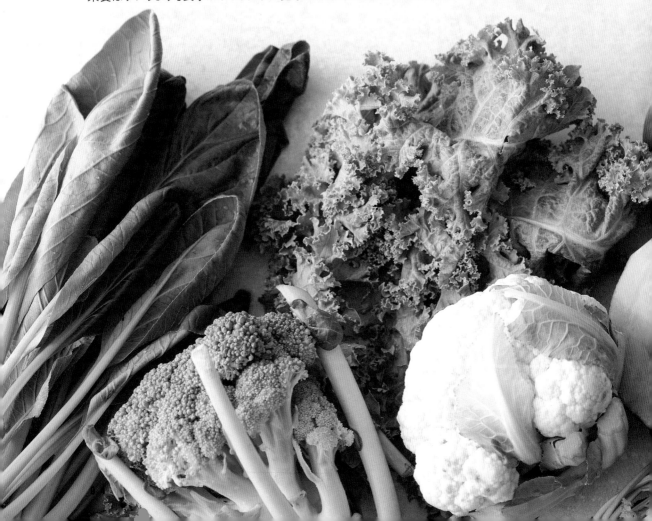

また、栄養素には相互作用があり、それは料理の食材の組み合わせによって実現できます。
例えばP40の「かつおのホットサラダ」では、かつおのビタミンB₁の吸収率を、
玉ねぎのアリシンがアップさせてくれているのです。
そしてもちろん、おいしい食事はサプリよりも楽しくて、喜びにあふれているものです。
健康によいとなればなおさらですよね。本書ではそんなレシピをご紹介しています。

その効能はサプリのように明示しました。
自分の体と相談しながら、今、自分が食べるべき料理を探してみてください。
副菜は、主食や主菜の間にあって、彩りや、そして栄養のバランスをとるものでもあります。
副菜に迷ったら、今の自分の体調から、なにを作るべきか考えてみるというのも、
ひとつの手ではないでしょうか。

今すぐに効果が出るわけではないかもしれないけれど
5年後10年後の自分のために、今きちんと食べることを私は心がけています。
今年で50歳になりましたが、ダイエットする前の自分よりも確実に、体の悩みが減っただけでなく、
メンタルも強くなり、スーパーポジティブに過ごせているという実感があります。
食べものだけでも、人はいかようにも変わります。
本書のレシピが、みなさんの心身を少しでもよい方向へと進める、その一助になればと思います。

牛尾理恵

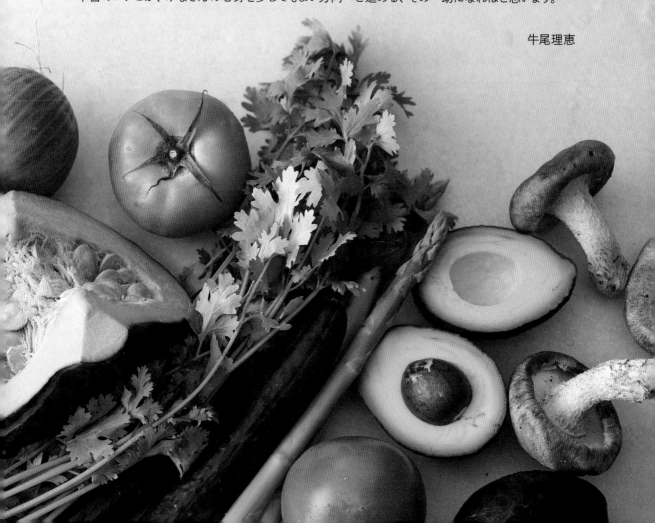

副菜と栄養素

◎絶対必要な三大栄養素

栄養素の中でも、「たんぱく質」「脂質」「炭水化物」は、「三大栄養素」と呼ばれ、特に重視されています。これらは体の土台となり、エネルギー源になるもので、人が生きるうえでは必要不可欠な栄養素であるからです。

たんぱく質は、主に筋肉や臓器、肌、髪、爪など、体のあらゆる部分を作る材料になります。

脂質はエネルギー源として体や臓器を動かします。車で例えるならガソリンのようなもの。ほかにも脂溶性ビタミンの吸収のサポートや細胞膜を作るのに重要な役割をするので、美容にも欠かせません。

炭水化物は糖質と食物繊維に分けられます。糖質はエネルギー源としてとても重要。摂取してから最初にエネルギー源となります。疲れたときやおなかが空いたときに、甘いものを少し食べるだけですぐ元気になるのは糖質のお陰です。また、脳はブドウ糖(糖質)をエネルギーとして機能しているので、ブドウ糖が不足すると記憶力が低下したり、脱力感やイライラを感じやすくなります。

◎副菜でバランスをとろう

三大栄養素のうち、私たちはたんぱく質を主に主菜から摂取しています。主菜は、肉や魚介など、たんぱく質を多く含むものを主体にした、献立の中でも一番ボリュームのあるもの。栄養面だけでなく、さまざまな調理法や味つけにより、食事を豊かに、華やかに彩ってくれます。

ご飯や麺、パンなどの主食では、炭水化物が主となり、エネルギー源になります。近年では「糖質オフダイエット」などの影響で敵視されることもありますが、本来は人間に必要な栄養素なのです。

そしてこの本の主役である副菜。野菜、きのこ、豆類などで作る小さなおかずやサラダ、汁ものなどのことを、この本では「副菜」と呼んでいます。そこでは主菜や主食では補いきれない栄養素をとるように心がけましょう。三大栄養素以外にも、体にはビタミン類やミネラルなど、たくさんの栄養素が必要です。バリエーション豊かに、おいしく、さまざまな栄養素をとるのが理想的です。

◎現代人に不足しがちな栄養素とは?

コンビニやファストフードなどで、手軽かつ安価においしく食べられるものには、糖質や脂質ばかりが多く含まれています。例えば、スパゲッティ単品、サンドイッチ、おにぎりだけでランチを済ませようとすると、たんぱく質はまったくたりません。ビタミン類やミネラルも到底カバーできないでしょう。

現代人は、質のよいたんぱく質をあともう少しと、ビタミン類(ビタミンA、D、E、K、B_1、B_2、ナイアシン、ビタミンB_6、B_{12}、葉酸、パントテン酸、ビオチン、ビタミンC)、ミネラル(カルシウム、マグネシウム、鉄、亜鉛など)を積極的かつ意識的にとることが必要です。本書のレシピで、バランスのよい健康的な献立を心がけてください。

◎各章で重視した栄養素とその効能

	主な栄養素など	その効能	主な食材
● 美容とアンチエイジング P08-17	ビタミンC	美肌、老化予防、 免疫力を高める	パプリカ、ピーマン、ゴーヤー、 ブロッコリー、カリフラワーなど
	ビタミンE	血行促進、老化予防、 免疫力を高める	パプリカ、モロヘイヤ、かぼちゃ、 春菊、アボカドなど
● 貧血の予防 P18-25	鉄	貧血予防	あさり、卵、大豆製品、サラダ菜、 ほうれん草、小松菜など
● 腸内環境を整える P26-33	善玉菌 食物繊維	便秘改善、 免疫力を高める、 肌の調子を整える	納豆、チーズ、ヨーグルト、 白菜キムチ、みそ、塩麹など
● 疲労回復 P34-41	ビタミンB群	エネルギー生成や 代謝のサポート	豚肉、鶏肉、かつお、まぐろ、 サーモン、たらこ、卵など
● 丈夫な骨 P42-49	カルシウム	骨を丈夫にする	しらす干し、桜えび、いりこ、 大豆製品、チーズ、わかめなど
● 元気な目 P50-57	アントシアニン ルテイン	眼精疲労の回復、 目の健康	キドニービーンズ、なす、紫玉ねぎ、 ブルーベリー、ほうれん草など
● 関節の健康維持 P58-65	グルコサミン コンドロイチン	関節痛の改善	かまぼこ、納豆、長いも、里いも、 オクラ、なめこ、めかぶなど
● 睡眠の質を高める P66-73	トリプトファン	睡眠ホルモンを作る	鶏肉、たこ、卵、大豆製品、 チーズ、くるみなど
● 中性脂肪を減らす P74-77	DHA EPA	血液中の 中性脂肪を減らす	さば、ツナ、オイルサーディン、 ちくわなど
● 代謝を助ける P78-81	亜鉛	代謝のサポート、 ホルモン分泌のサポート	レバー、あさり、大豆製品など
● 老化／生活習慣病の 予防と免疫力の向上 P82-87	ポリフェノール	老化予防、 生活習慣病予防、 免疫力を高める	ごぼう、れんこん、ほうれん草、 オリーブ、そばなど
● 更年期障害の緩和 P88-91	イソフラボン	更年期障害の症状緩和、 自律神経の安定	大豆製品、ひよこ豆など

美容と アンチエイジング

[ビタミンＣ] [ビタミンＥ]

◯ 美容には、美肌を作り、免疫力を高める働きがあるビタミンＣが効果的。トマト、パプリカ、ピーマン、ゴーヤー、ブロッコリー、カリフラワーなどの野菜に多く含まれます。

◯ 老化の主な原因は過剰に発生した活性酸素が細胞をさびつかせることにあります。活性酸素は殺菌力が強く、細菌やウイルスを攻撃する役目がある一方で、増えすぎると正常な細胞も攻撃してしまうのです。これを除去するには抗酸化作用のあるビタミンＣ、Ｅを含む食材をとるのがおすすめ。

◯ ビタミンＥは「若返りのビタミン」ともいわれ、免疫力を高め、血行をよくします。脂溶性ビタミンなので油といっしょにとると吸収率がアップ。パプリカ、かぼちゃ、春菊、アボカドなどに多く含まれます。

1 ピペラード

材料〈2人分〉

卵―2個
パプリカ(赤)―大½個
パプリカ(黄)―大½個
玉ねぎ―¼個
にんにく(みじん切り)―1かけ分
Ⓐ |カットトマト缶―100ｇ
　 |ローリエ―1枚
オリーブオイル―小さじ2
Ⓑ |きび砂糖―小さじ1
　 |塩―小さじ⅓
　 |こしょう―少々

作り方

❶ パプリカと玉ねぎは長さを半分に切ってから縦に幅1cmに切る。

❷ フライパンにオリーブオイルとにんにくを入れて中火で熱し、香りが立ってきたら❶を加え、炒める。野菜がしんなりしてきたらⒶを加えてふたをし、弱火で8〜10分煮る。

❸ ふたを取り、Ⓑを加えて混ぜる。卵を1個ずつ割り落とし、再びふたをして好みのかたさになるまで火を通す。

◯ バスク地方の煮込み料理です。パプリカのビタミンＣ、Ｅの含有量は野菜の中でもトップクラス。ビタミンＣは肌に張りや潤いをもたらすコラーゲンの生成を助けます。卵などのたんぱく質といっしょにとるとコラーゲンの生成がさらに促されます。

2 すりおろしトマトのスープ

材料〈2人分〉

トマト―2個(300ｇ)
にんにく ―1かけ
塩―小さじ⅓
オリーブオイル―小さじ1
こしょう―少々

作り方

❶ トマトとにんにくはすりおろし、ボウルに入れ、塩を加えて混ぜる。

❷ 器に❶を盛り、オリーブオイルを回しかけ、こしょうをふる。

◯ ビタミンＣの弱点は加熱に弱いところ。生のトマトをすりおろすことで効率よく摂取できます。いただくときは冷やしたほうがおいしいです。

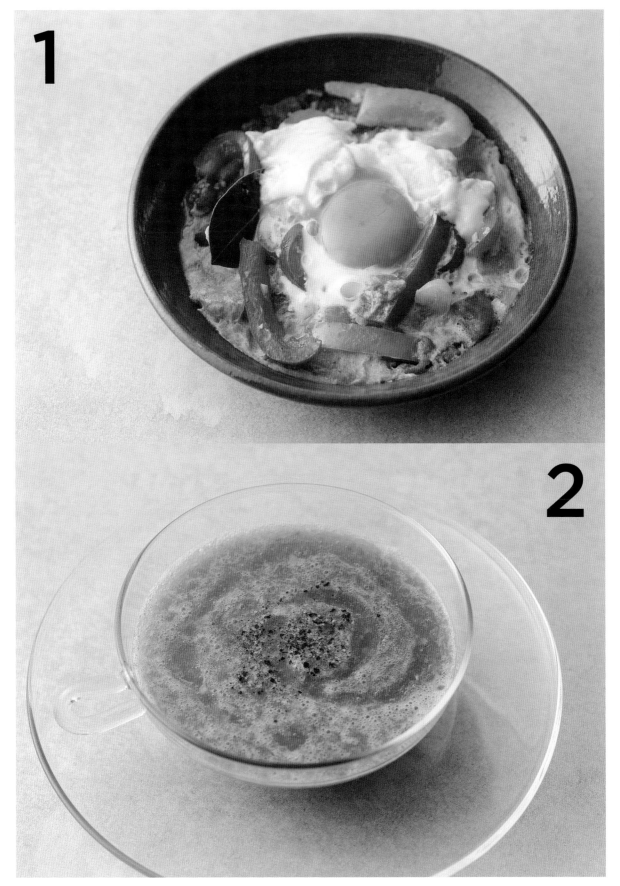

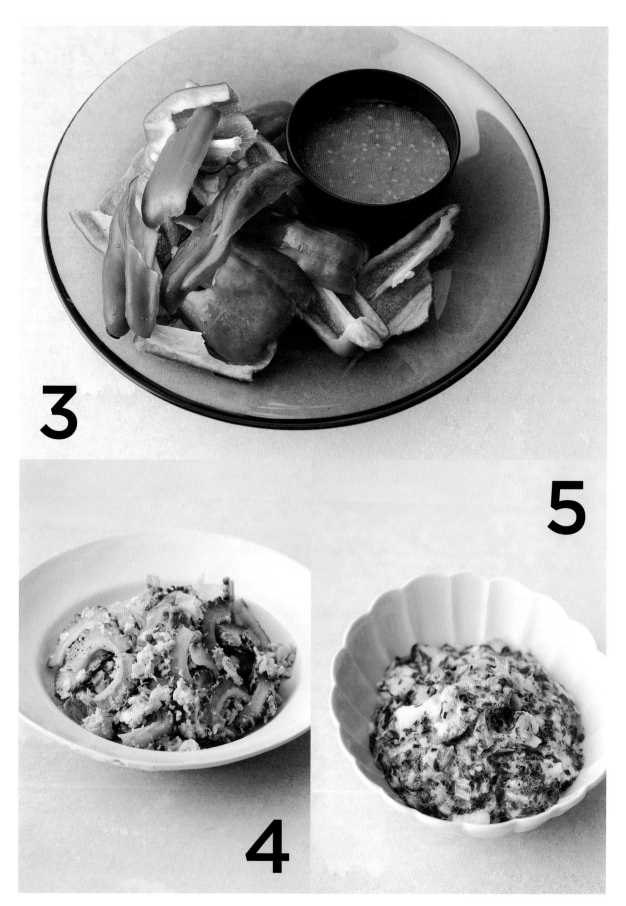

3 パリパリピーマンの卵黄みそ添え

材料〈2人分〉

ピーマン―4個

Ⓐ│卵黄―1個分
　│白いりごま―小さじ1
　│みそ―大さじ1
　│ごま油―小さじ½

作り方

❶ ピーマンは食べやすい大きさにちぎり、氷水に1時間ほどさらし、水けをよくきる。

❷ Ⓐはよく混ぜる。

❸ 器に❶を盛り、❷につけていただく。

⊂ ピーマンを生でおいしく、栄養をむだにしないためのメニュー。氷水にさらさず、ちぎったピーマンをボウルに入れ、氷だけをたっぷりのせて自然に溶かしてもいいです。残った卵白はみそ汁やスープに加えていただきましょう。

4 ゴーヤーの卵炒め

材料〈2人分〉

卵―2個

ゴーヤー―½本

削り節―2g

塩―適量（ゴーヤーの重量の1%）
　　＋ひとつまみ

ごま油―小さじ1

Ⓐ│塩―少々
　│こしょう―少々
　│しょうゆ―小さじ½

作り方

❶ ゴーヤーは縦半分に切って種とわたを取り、横に薄切りにする。塩適量をふってもみ、10分ほどおいて水けを絞る。

❷ ボウルに卵を溶きほぐし、塩ひとつまみを加えて混ぜる。

❸ フライパンにごま油を中火で熱し、❶を炒める。全体に油が回ったら❷を回し入れて炒め合わせ、卵が半熟状になったら削り節を加える。Ⓐを順に加え、さっと炒め合わせる。

⊂ ゴーヤーはビタミンCが豊富な野菜。塩もみすると苦みがやわらぎ、炒め時間が短くなりますが、省略しても構いません。卵はビタミンCと食物繊維以外の栄養素を含むスーパー食材。卵に含まれるビタミンEを効率よくとるには油を合わせるのがおすすめです。

5 モロヘイヤとたたき長いもの梅あえ

材料〈2人分〉

モロヘイヤの葉―45g

長いも―150g

梅干し（塩分7%）
　　―2個（種を取って30g）

削り節―2g

しょうゆ―小さじ½

作り方

❶ モロヘイヤの葉は熱湯でさっとゆでて冷水に取って冷まし、水けを絞って粘りが出るまで細かく刻む。

❷ 長いもは厚手のポリ袋に入れ、すりこ木で細かくたたく。梅干しは種を取り、包丁で果肉を細かくたたく。

❸ ボウルに❶、❷、削り節、しょうゆを入れ、混ぜる。

⊂ モロヘイヤや長いもに含まれるムチン（ねばり成分）は、コレステロール値の上昇を抑え、疲労回復、ドライアイ予防などに効果があります。

〈モロヘイヤ〉
アラビア語で「王様の野菜」の意を持つ栄養価の高い野菜。抗酸化作用のあるβ-カロテン、ビタミンC、Eをはじめ、カリウム、カルシウム、鉄などのミネラルも豊富。

6 究極シンプルな塩ゆでブロッコリー

材料〈2人分〉

ブロッコリー —200g
にんにく —1かけ
塩 —大さじ1
オリーブオイル —小さじ1

作り方

❶ ブロッコリーは小房に分け、大きい場合はさらに縦半分に切る。にんにくは縦半分に切る。

❷ 鍋に水1.5ℓとにんにくを入れて中火で沸かし、塩、ブロッコリーの順に加え、再び沸騰してから1分30秒ほどゆで、ざるに上げる。ブロッコリーはさらにペーパータオルに房を下にして並べ、水けをきる。

❸ 器に❷を盛り、オリーブオイルを回しかける。

◯ ブロッコリーのビタミンCの含有量は野菜の中でもトップクラス。野菜の中ではたんぱく質が多めなのも筋トレをしているトレーニーに長く愛される理由です。

7 カリフラワーのサラダ

材料〈2人分〉

カリフラワー —150g
香菜 —20g
キドニービーンズ(ドライパック)
　 —70g
Ⓐ|レモン果汁 —小さじ2
　|オリーブオイル —小さじ2
　|ナンプラー —小さじ2
　|こしょう —少々

作り方

❶ カリフラワーは縦に幅1cmに切る。香菜は長さ1cmに切る。

❷ ボウルに❶、キドニービーンズ、Ⓐを入れ、混ぜる。

◯ カリフラワーにはビタミンCがたっぷり。生のままいただけます。香菜はビタミンC以外に鉄も豊富。野菜の鉄はビタミンCといっしょにとると吸収がよくなります。独特の香りにはリラックス効果や鎮静作用、デトックス効果も。

8 かぶのサラダ

材料〈2人分〉

かぶ(葉つき) —2個
塩 —適量(かぶの重量の2%)
Ⓐ|レモン果汁 —小さじ1½
　|オリーブオイル —小さじ2
　|こしょう —少々

作り方

❶ かぶの根は皮をむき、葉をつけたまま6〜8等分のくし形切りにする。塩をふって軽くもみ、10分ほどおき、ペーパータオルで包んで水けを絞る。

❷ ボウルに❶とⒶを入れ、混ぜる。

◯ かぶの根はビタミンC、葉はβ-カロテン、ビタミンC、カリウム、鉄などを含んでいます。同じ野菜でも栄養素が異なるため、両方いただきましょう。

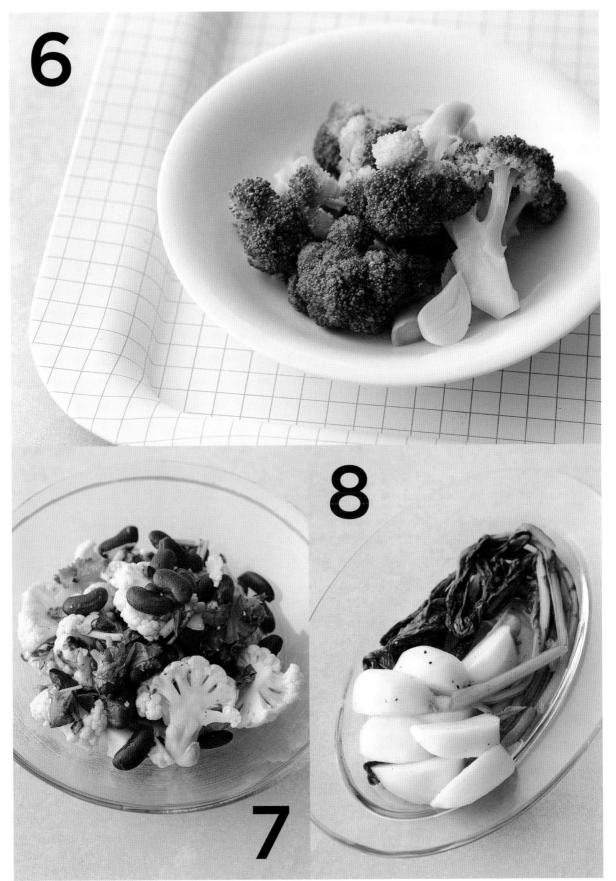

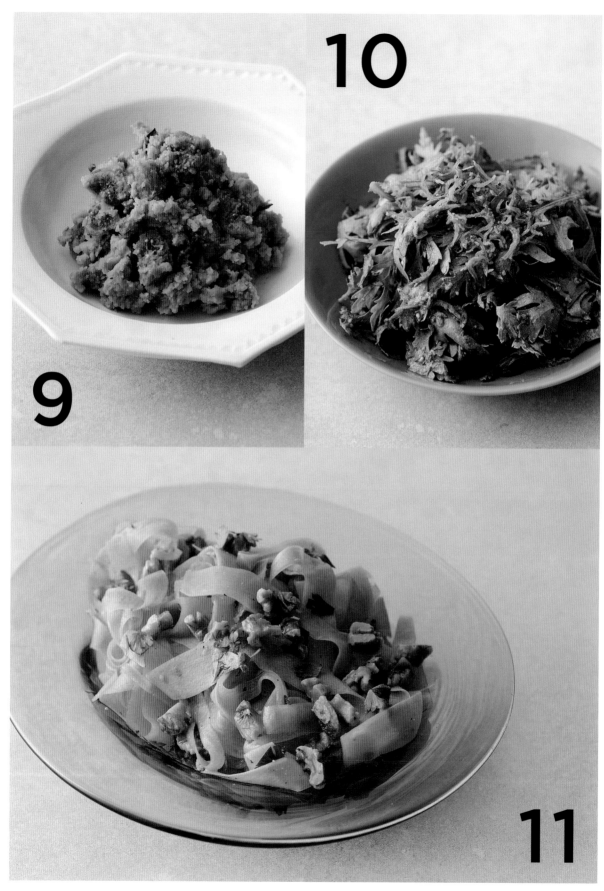

9 かぼちゃといちじくのサラダ

材料〈2人分〉

かぼちゃ―300g

ドライいちじく ―60g

Ⓐ｜オリーブオイル―小さじ2

　｜塩―小さじ⅓

　｜こしょう ―少々

作り方

❶ かぼちゃは皮つきのままひと口大に切る。耐熱皿にのせてふんわりとラップをし、電子レンジで5分ほど加熱し、ラップをしたまま粗熱をとる。

❷ いちじくは5mm角に切る。

❸ ボウルに❶を入れてつぶし、❷とⒶを加えて混ぜる。

▭ かぼちゃはビタミンC、Eともにハイスコア。加えてβ-カロテンやカリウムも豊富です。ぜひ皮つきでいただきましょう。いちじくは食物繊維とカリウムが多いので、便秘やむくみ解消に効果的です。

10 春菊とカリカリじゃこのサラダ

材料〈2人分〉

ちりめんじゃこ―20g

春菊の葉―80g

ごま油―小さじ1

Ⓐ｜白すりごま ―大さじ1

　｜ごま油―小さじ2

　｜しょうゆ―小さじ2

　｜酢―小さじ2

作り方

❶ 春菊の葉は冷水に5分ほどさらし、水けをよくきる。

❷ 耐熱ボウルにちりめんじゃことごま油を入れて混ぜ、ラップをせずに電子レンジで1分ほど加熱する。一度取り出して混ぜ、同様に電子レンジで30秒〜1分加熱する。

❸ ボウルにⒶを入れて混ぜ、❶と❷を加えてあえる。

▭ 春菊はビタミンC、Eはもちろん、β-カロテンも豊富。独特な香りは自律神経に作用し、胃腸の働きをよくします。春菊の残った茎は刻んで汁ものや炒めものに使ったり、オリーブオイルやにんにくなどといっしょにミキサーなどで撹拌してジェノベーゼソース風にするのもおすすめです。

11 ひらひらにんじんとくるみのサラダ

材料〈2人分〉

にんじん―1本

イタリアンパセリ―5枝

くるみ(無塩)―30g

塩―適量(にんじんの重量の1%)

　＋少々

Ⓐ｜レモン果汁―小さじ1

　｜オリーブオイル―小さじ1

　｜こしょう ―少々

作り方

❶ にんじんはピーラーで縦に細長い薄切りにし、塩適量をふって軽くもみ、5分ほどおいてペーパータオルで水けを軽く拭き取る。イタリアンパセリは粗みじん切りにする。

❷ くるみは粗く砕き、フライパンを弱めの中火で熱し、2〜3分からいりする。

❸ ボウルに❶、❷、Ⓐを入れて混ぜ、味をみて塩少々で調える。

▭ にんじんはβ-カロテンが豊富。皮にも栄養があるので、できればオーガニックや無農薬のものを選んで丸ごといただくのがおすすめ。くるみはビタミンEを多く含みます。脂質が多いイメージですが、オメガ3(n-3)系脂肪酸という血液をサラサラにする健康効果の高い脂質なので適量を摂取するように心がけましょう。

12 ケールとアボカドのサラダ

材料〈2人分〉

カーリーケール—50g

アボカド—½個

ミニトマト—10個

きゅうり—½本

アーモンド(無塩・ロースト済み)

　—30g

塩—適量

　(カーリーケールの重量の1%)

Ⓐ｜にんにく(すりおろし)—1かけ分

　｜粉チーズ—大さじ1

　｜レモン果汁—小さじ2

　｜オリーブオイル—小さじ2

　｜はちみつ—小さじ1

　｜塩—少々

　｜こしょう—少々

作り方

❶ ケールは横に幅1.5cmに切り、塩をふってもみ、5分ほどおいて水けを絞る。アボカドは1.5cm角に切る。ミニトマトは横半分に切る。きゅうりはピーラーでところどころ縦に皮をむいてから厚さ1cmの輪切りにする。

❷ アーモンドは粗く砕く。

❸ ボウルにⒶを入れてよく混ぜ、❶を加えてあえる。器に盛り、❷を散らす。

▭ ケールは苦くて食べにくいイメージがあるかもしれませんが、塩もみすると食べやすくなります。苦みが嫌いでなければぜひそのままで。葉が縮れているタイプのカーリーケールがサラダなどの生食に向いています。アーモンドのビタミンEの含有量は食品の中でもトップクラス。食物繊維も多く含まれています。

〈ケール〉
青汁の材料としても有名な健康野菜。キャベツの原種といわれ、β-カロテン、ビタミンC、E、K、カリウム、カルシウム、食物繊維などが豊富。

13 グレープフルーツと生ハムのサラダ

材料〈2人分〉

生ハム—30g

グレープフルーツ(ホワイト)—½個

グレープフルーツ(ルビー)—½個

ベビーリーフ—1パック(40g)

Ⓐ｜オリーブオイル—大さじ½

　｜塩—ふたつまみ

　｜こしょう—少々

作り方

❶ 生ハムは、大きい場合は食べやすい大きさにちぎる。グレープフルーツは果肉を取り出す。ベビーリーフは冷水に5分ほどさらし、水けをよくきる。

❷ ボウルに❶とⒶを入れ、さっくり混ぜる。

▭ グレープフルーツにはビタミンC、Eをはじめ、ビタミンB₁、葉酸、パントテン酸、カリウムなどが豊富です。パントテン酸はビタミンB群のひとつで、たんぱく質、脂質、糖質がエネルギーに変わる際にサポートしてくれます。ダイエット中は積極的にとりましょう。

くだものの栄養
くだものにはビタミンCやカリウム、食物繊維などが含まれ、厚生労働省は1日に200gのくだものをとるように推奨しています。特にグレープフルーツやオレンジ、レモンなどの柑橘類はビタミンCの宝庫。抗酸化作用が強く、アンチエイジング効果が期待でき、現代社会に多いストレスから体を守ることができます。また、りんごやぶどうなど皮ごと食べられるくだものは、皮にも栄養があるので皮ごと食べるのがおすすめです。

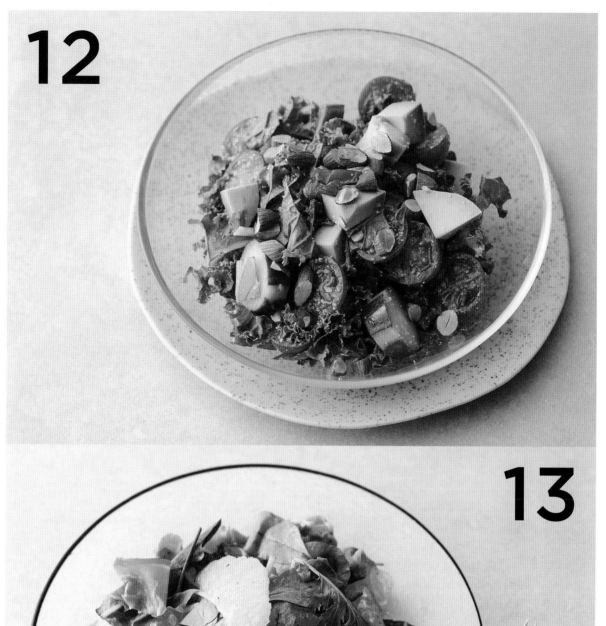

12

13

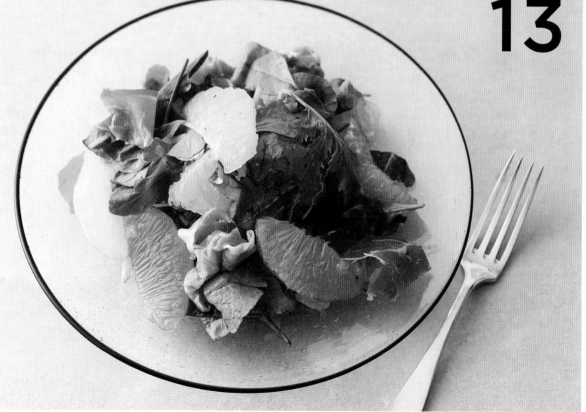

貧血の予防

[鉄]

◯　女性の多くが鉄不足で貧血気味といわれています。月経や妊娠、出産、授乳など必要量の増加も原因ですが、無理なダイエットやバランスの悪い食生活も影響を与えます。鉄が欠乏すると貧血だけでなく、頭痛や動悸（どうき）、疲れやすくなるなどの症状が出ることも。

◯　鉄にはヘム鉄と非ヘム鉄があり、ヘム鉄は肉や魚介などの動物性食品に、非ヘム鉄は豆や野菜などの植物性食品、卵、乳製品などに含まれています。ヘム鉄は非ヘム鉄に比べて吸収率が高いのが特徴。非ヘム鉄はビタミンCをいっしょにとることで吸収率がアップします。

14 サラダ菜のチョレギサラダ

材料〈2人分〉
ゆでえび―50g
サラダ菜―1個
長ねぎ―¼本
焼きのり(全形)―1枚
Ⓐ｜にんにく(すりおろし)―1かけ分
　｜白いりごま―小さじ2
　｜ごま油―小さじ2
　｜しょうゆ―小さじ2
　｜酢―小さじ1
　｜きび砂糖―小さじ½

作り方
❶　えびは厚みを半分に切る。サラダ菜は食べやすい大きさにちぎる。長ねぎは縦半分に切ってから斜め薄切りにする。サラダ菜と長ねぎを合わせて冷水に5分ほどさらし、水けをよくきる。焼きのりはちぎる。

❷　ボウルにⒶを入れて混ぜ、❶を加えてさっとあえる。

◯　サラダ菜はレタス類の中でも鉄が豊富です。えびに含まれるタウリンは血液中のコレステロールを減らし、肝機能を高めます。

15 ほうれん草とちくわのナムル

材料〈2人分〉
ちくわ―2本(70g)
ほうれん草―200g
Ⓐ｜にんにく(すりおろし)―½かけ分
　｜白すりごま―小さじ1
　｜ごま油―小さじ2
　｜しょうゆ―小さじ1
　｜酢―小さじ1
　｜きび砂糖―小さじ½
　｜塩―ひとつまみ

作り方
❶　ちくわは縦半分に切ってから斜め薄切りにする。ほうれん草は塩少々（分量外）を入れた熱湯で30秒ほどゆで、冷水に取って冷まし、水けを絞って長さ4cmに切る。

❷　ボウルに❶とⒶを入れ、混ぜる。

◯　ほうれん草に含まれるのは非ヘム鉄。肉や魚介などの動物性たんぱく質といっしょにとることでも吸収が促進されます。

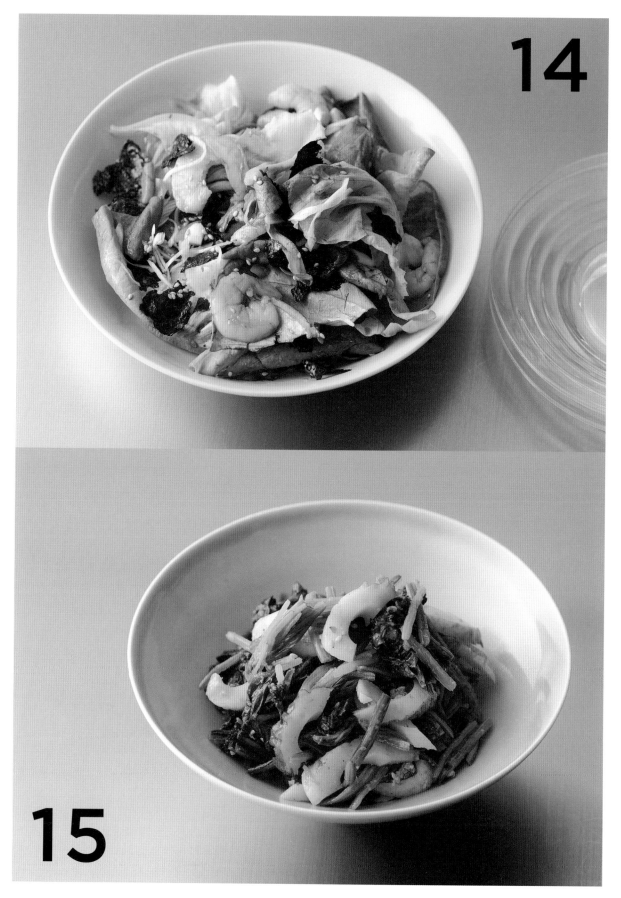

14

15

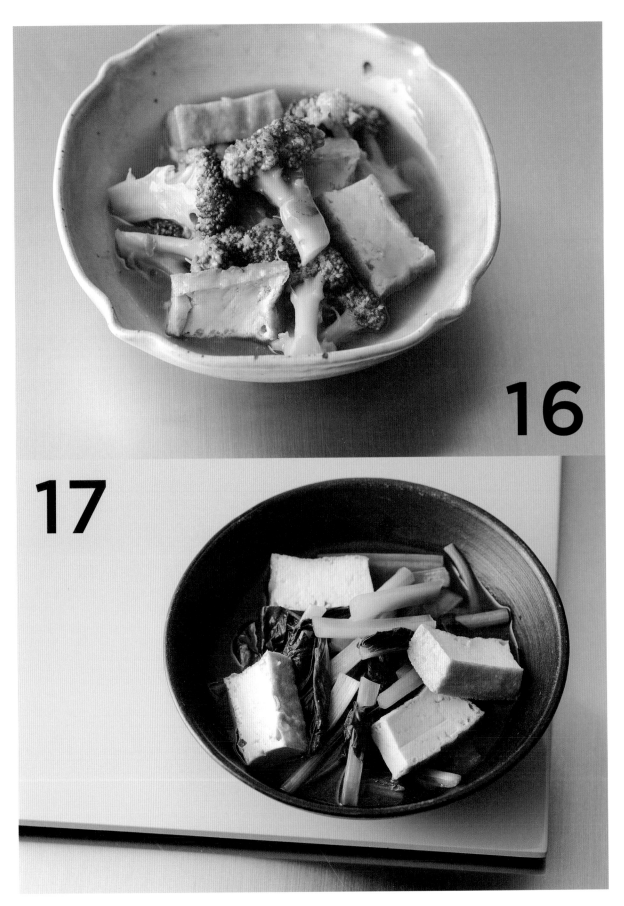

16

17

16 厚揚げとブロッコリーのしょうがあん

材料〈2人分〉

厚揚げ―100g

ブロッコリー―150g

しょうが(すりおろし)―½かけ分

Ⓐ | だし汁―250㎖
  | しょうゆ―大さじ1
  | みりん―大さじ1
  | 塩―ひとつまみ

Ⓑ | 片栗粉―小さじ1
  | 水―小さじ1

作り方

❶ 厚揚げは半分に切ってから幅8㎜に切る。ブロッコリーは小房に分け、大きい場合はさらに縦半分に切る。

❷ 鍋にⒶを入れて中火で煮立て、❶を加えて落としぶたをし、中火のまま5分ほど煮る。

❸ 落としぶたを取り、しょうがを加えて混ぜる。Ⓑを溶いてから回し入れ、とろみをつける。

▱ 厚揚げは鉄を多く含みます。ブロッコリーのビタミンCと合わせることで吸収率がアップ。

17 厚揚げと小松菜の煮びたし

材料〈2人分〉

厚揚げ―100g

小松菜―200g

Ⓐ | だし汁―200㎖
  | みりん―大さじ1
  | しょうゆ―小さじ2
  | 塩―小さじ¼

作り方

❶ 厚揚げは半分に切ってから幅1㎝に切る。小松菜は長さ5㎝に切り、茎と葉に分ける。

❷ 鍋にⒶを入れて中火で煮立て、厚揚げを加える。再び煮立ったら小松菜の茎を加え、1分ほど煮て、さらに葉を加える。全体を混ぜ、小松菜の葉がしんなりしてきたら火を止める。

▱ 厚揚げと小松菜はともに鉄が豊富。植物性食品の非ヘム鉄は、動物性食品のヘム鉄に比べると吸収率は低いですが、小松菜のビタミンCを合わせることで吸収率を高めることができます。時間があれば、一度冷まして味を含ませたほうがおいしいです。

大豆製品の栄養

「畑の肉」といわれるほど良質な植物性たんぱく質を含み、栄養価の高い大豆。イソフラボンは有名ですが、抗酸化作用や脂質の酸化を抑える大豆サポニン、代謝をサポートする亜鉛なども豊富です。そんな大豆から作られた豆腐や厚揚げ、納豆、豆乳などの加工品にも同じような栄養素が含まれています。大豆製品を上手に使い、大豆の栄養を手軽においしくとりましょう。

18 大豆とセロリのクミン炒め

材料〈2人分〉
大豆(ドライパック)— 100g
セロリ(葉つき)— 1本
にんにく(みじん切り)— 1かけ分
オリーブオイル— 小さじ2
クミンシード(またはカレー粉)
　— 小さじ¼
塩— 小さじ¼
こしょう— 少々

作り方
❶ セロリは茎と葉に切り分け、茎は1.5cm角、葉は幅1.5cmに切る。
❷ フライパンにオリーブオイル、クミンシード、にんにくを入れて中火で熱し、香りが立ってきたら❶と大豆を加えて炒める。全体に油が回ったら塩、こしょうを加え、さっと炒め合わせる。

▭ セロリ特有の香りは食欲増進、精神安定、頭痛軽減などに効果があります。クミンシードの代わりにカレー粉を使用する場合は、塩といっしょに加えてください。

〈大豆〉
良質なたんぱく質を多く含み、ビタミンB₁、B₂、E、鉄、カルシウム、食物繊維、イソフラボンなども豊富。

19 ゆで卵、ひよこ豆、クレソンのサラダ

材料〈2人分〉
ゆで卵— 2個
ひよこ豆(ドライパック)— 100g
クレソン— 大1束(50g)
Ⓐ ｜レモン果汁— 小さじ2
　｜オリーブオイル— 小さじ2
　｜塩— 小さじ⅓
　｜こしょう— 少々

作り方
❶ ゆで卵は食べやすい大きさに割る。クレソンは食べやすい長さにちぎる。
❷ ボウルに❶、ひよこ豆、Ⓐを入れて混ぜる。

▭ 卵、ひよこ豆、クレソンは鉄を多く含みます。クレソンはビタミンCを含むので、非ヘム鉄の吸収率がアップ。カルシウムも豊富です。

〈ひよこ豆〉
別名ガルバンゾー。ビタミンやミネラルをバランスよく含み、更年期障害や骨粗しょう症予防に効果的なイソフラボンも含む。

20 レンズ豆と押し麦のスープ

材料〈2人分〉
レンズ豆(あれば皮つき)— 大さじ3
押し麦— 大さじ3
トマト— ½個
玉ねぎ— ¼個
にんにく— 1かけ
Ⓐ ｜水— 500㎖
　｜ローリエ— 1枚
塩— 小さじ½
こしょう— 少々
パセリ(みじん切り)— 適量

作り方
❶ レンズ豆と押し麦はさっと洗い、水けをきる。トマトと玉ねぎは1cm角に切る。にんにくはつぶす。
❷ 鍋にレンズ豆、押し麦、玉ねぎ、にんにく、Ⓐを入れて強火で煮立て、弱火で15分ほど煮る。トマトを加えて温め、塩、こしょうを加えて混ぜる。器に盛り、パセリを散らす。

▭ レンズ豆は鉄が豊富。皮つきと皮なしがありますが、皮つきのほうが栄養価が高いです。押し麦と同じくらいのゆで時間なので同時に入れてOK。トマトのビタミンCで非ヘム鉄の吸収率を高めます。

〈レンズ豆〉
皮つきは緑色や緑がかった褐色のもの、皮がむいてあるものはオレンジ色。良質なたんぱく質、ビタミンB群、鉄、亜鉛、カリウム、食物繊維などが豊富。

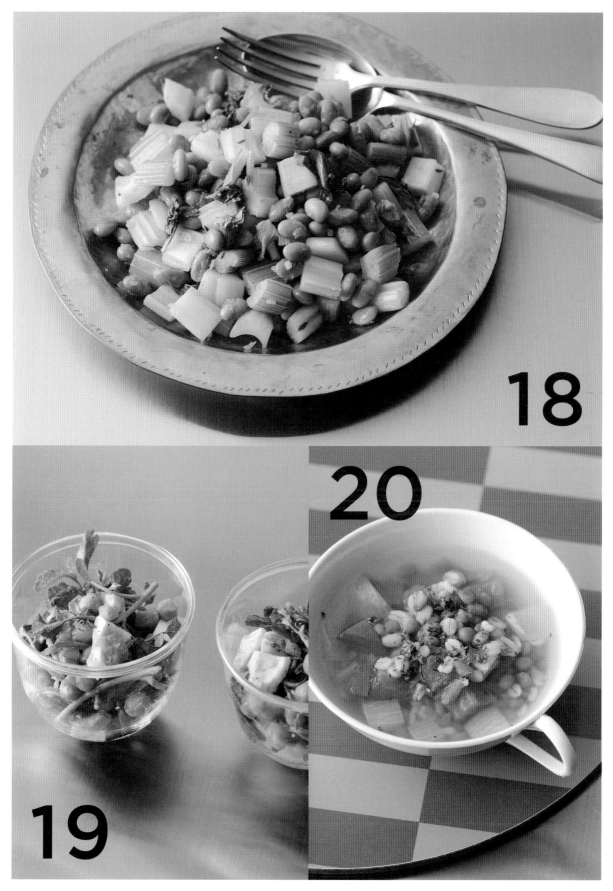

18

20

19

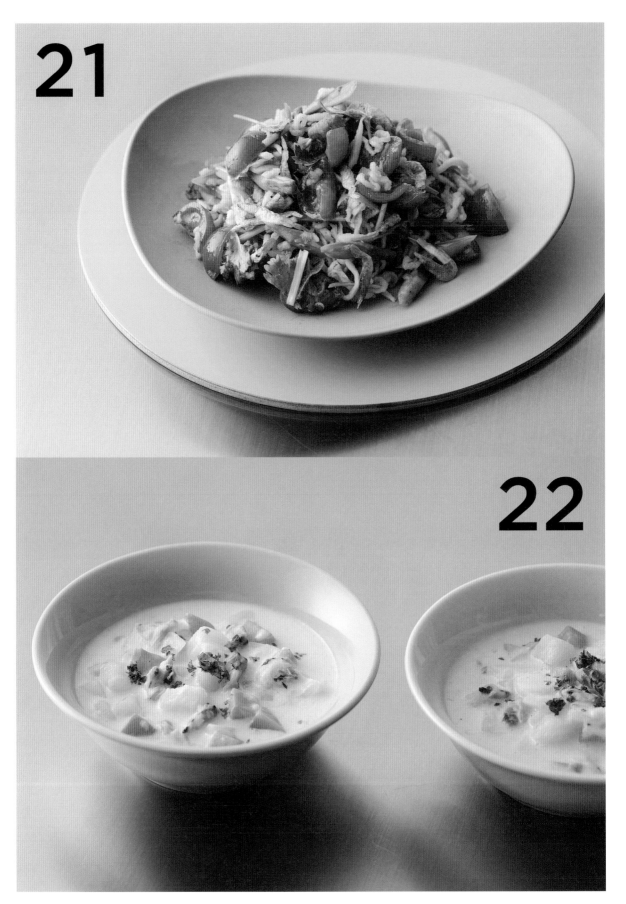

21

22

21 切り干し大根ソムタム

材料〈2人分〉

桜えび(素干し)—8g

切り干し大根—30g

さやいんげん—5本

ミニトマト—8個

香菜—20g

Ⓐ｜赤唐辛子(小口切り)
　｜　—ひとつまみ
　｜ナンプラー—大さじ1
　｜サラダ油—小さじ2
　｜酢—小さじ2
　｜きび砂糖—大さじ½
　｜こしょう—少々

作り方

❶ 切り干し大根はよく洗い、水につけて戻し、水けをよく絞って長さ5cmに切る。さやいんげんは熱湯で1分30秒ほどゆでてざるに上げ、幅2cmの斜め切りにする。ミニトマトは4つ割りにする。香菜は長さ1.5cmに切る。

❷ ボウルにⒶを入れて混ぜ、❶と桜えびを加えてあえる。

◯ ソムタムはタイのサラダで、本来は未熟な青いパパイヤを使います。切り干し大根は鉄をはじめ、ビタミンB₁、B₂、葉酸、カルシウム、食物繊維など栄養豊富。生活習慣病予防やデトックス、便秘解消にも役立ちます。

〈切り干し大根〉
せん切りにした大根を干して乾燥させたもの。生の大根より栄養価が高く、強いうまみと甘みがある。常温保存できるが、冷蔵保存すると変色が防げる。

22 あさり缶の豆乳チャウダー

材料〈2人分〉

あさり缶(水煮)—1缶(130g)

玉ねぎ—¼個

にんじん—50g

じゃがいも—1個(150g)

バター—10g

無調整豆乳—300㎖

塩—小さじ½

こしょう—少々

小麦粉—大さじ1

パセリ(みじん切り)—適量

作り方

❶ あさりは身と缶汁に分ける。玉ねぎ、にんじん、じゃがいもは1cm角に切る。

❷ 鍋にバターを中火で溶かし、玉ねぎ、にんじん、じゃがいもを炒める。玉ねぎが少し透き通ってきたらあさりの缶汁を加え、ふたをして弱火で5分ほど蒸し煮にする。

❸ ふたを取り、豆乳を加えて温め、あさりの身を加える。塩、こしょうを加え、さらに小麦粉を茶こしでふるいながら加え、混ぜる。とろみがついたら器に盛り、パセリを散らす。

◯ あさりと豆乳に鉄が多く含まれています。じゃがいもは加熱する直前に切れば水にさらさなくてOK。時間が空く場合は切ってから水にさらしてください。

〈あさり缶〉
独特の強いうまみがあり、むき身なので手軽に使える。缶汁にもうまみと栄養が溶け出ているので捨てずに使うのがおすすめ。代謝をサポートする亜鉛も豊富。

腸内環境を整える

[善玉菌] [食物繊維]

◯　腸内環境を整えることを「腸活」と呼んだりしますが、食事で腸を健康にすると便秘改善や免疫力アップ、肌の調子が整うなど、いいことずくめ。

◯　腸内には善玉菌、悪玉菌、日和見菌の3種類の菌が存在します。全体のバランスが大切ですが、善玉菌を優位にし、腸内をよりよい環境にしましょう。

◯　乳酸菌、ビフィズス菌、麹菌、納豆菌などの善玉菌が多い食材に加え、善玉菌のエサになる食物繊維、オリゴ糖、β-グルカンなどを合わせて摂取するとより効果的です。

◯　食物繊維には水溶性と不溶性があります。水溶性食物繊維は便をやわらかくし、不溶性食物繊維は便のかさを増す働きがあり、両方とるのが理想的。

23 さば缶のスンドゥブ風スープ

材料〈2人分〉

さば缶(水煮)― 1缶(150g)
絹ごし豆腐 ― 150g
にら ― 30g
白菜キムチ(カットタイプ) ― 50g
Ⓐ｜水 ― 400㎖
　｜鶏がらスープの素(顆粒)
　｜　 ― 小さじ½
Ⓑ｜しょうゆ ― 小さじ1
　｜みそ ― 小さじ1
　｜塩 ― 少々
　｜こしょう ― 少々
白すりごま ― 小さじ2

作り方

❶豆腐は水けをきり、食べやすい大きさに崩す。にらは長さ4㎝に切る。

❷鍋にⒶを入れて中火で煮立て、さば(缶汁ごと)、❶、キムチを加える。再び煮立ったらⒷを加えて混ぜる。器に盛り、すりごまをふる。

◯ 乳酸菌が豊富なキムチと食物繊維を含むにらを組み合わせ、腸の働きを活発にし、排便を促します。みそは麹菌や乳酸菌を含む発酵食品。火を入れすぎると菌の活動が弱まるので、みそが溶けたらすぐに火を止めましょう。

24 蒸しじゃがいもの発酵タルタルソース

材料〈2人分〉

ゆで卵 ― 1個
じゃがいも ― 2個(300g)
奈良漬け(またはきゅうりのぬか漬け)
　 ― 40g
マヨネーズ ― 大さじ2

作り方

❶じゃがいもは皮つきのまま十文字の切り込みを入れる。蒸気の上がった蒸し器に入れ、弱めの中火で20〜30分蒸す。

❷ゆで卵と奈良漬けは粗みじん切りにし、ボウルに入れ、マヨネーズを加えて混ぜる。

❸❶を食べやすい大きさに切って器に盛り、❷をかける。

◯ 奈良漬けは乳酸菌や酵母菌を含む発酵食品。きゅうりのぬか漬けもおすすめです。じゃがいもは水溶性と不溶性の食物繊維をバランスよく含んでいます。食物繊維が豊富なイメージのさつまいもよりも、実はじゃがいものほうが多いのです。じゃがいもは、蒸し器がない場合は電子レンジで6分ほど(途中で上下を返す)加熱してください。

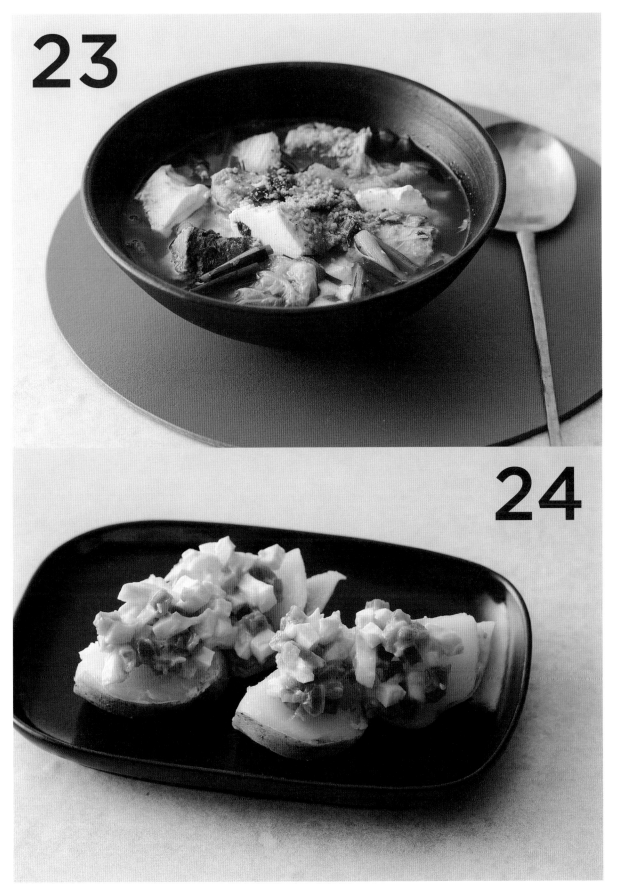

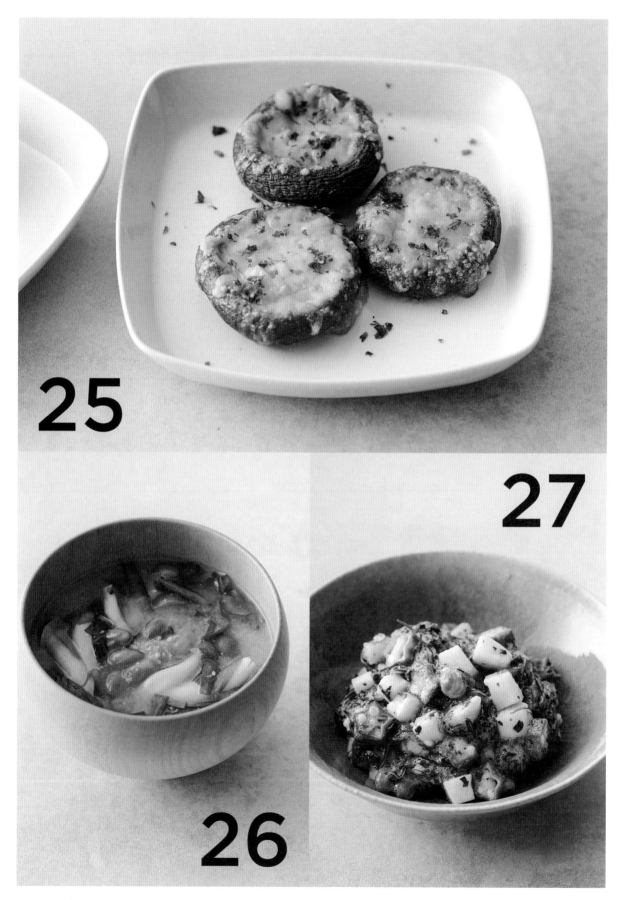

25

27

26

25 しいたけのみそチーズ焼き

材料〈2人分〉

しいたけ―6枚

Ⓐ | ピザ用チーズ―30g
　　| みそ―小さじ1

パセリ(みじん切り)―適量

作り方

❶ しいたけは軸を取る。Ⓐは混ぜる。

❷ しいたけのかさの内側にⒶを等分にのせ、オーブントースターで5分ほど(または230℃のオーブンで7分ほど)焼く。チーズが溶けたら器に盛り、パセリを散らす。

⊖ チーズには乳酸菌、みそには麹菌や乳酸菌が含まれています。簡単に作れるようにピザ用チーズを使いましたが、ゴルゴンゾーラチーズやカマンベールチーズ、モッツァレラチーズなどのナチュラルチーズでアレンジしても構いません。その場合はチーズの塩分に合わせて、みその量を加減してください。

26 納豆とにらのみそ汁

材料〈2人分〉

納豆―1パック(40g)

にら―30g

しめじ―1/2パック(50g)

だし汁―400㎖

みそ―大さじ1 1/2

作り方

❶ にらは長さ2cmに切る。しめじはほぐす。

❷ 鍋にだし汁を入れて中火で煮立て、しめじを加えて3分ほど煮る。にらと納豆を加えて混ぜ、みそを溶き入れる。

⊖ 納豆は大豆を納豆菌で発酵させたもの。納豆菌によって作られるナットウキナーゼという酵素には、血栓をできにくくする作用もあります。みそに含まれる麹菌や乳酸菌は加熱しすぎると活動が弱くなります。溶けたらすぐに火を止めましょう。

27 ねばねばあえ

材料〈2人分〉

納豆―1パック(40g)

オクラ―4本

モロヘイヤの葉―40g

長いも―80g

納豆昆布―5g

しょうゆ―小さじ1

作り方

❶ オクラは塩適量(分量外)をふってまな板で転がし、塩をつけたまま熱湯で1分ほどゆで、冷水に取って冷まし、小口切りにする。

❷ モロヘイヤの葉は熱湯でさっとゆでて冷水に取って冷まし、水けを絞って粘りが出るまで細かく刻む。長いもは1cm角に切る。納豆昆布は水50㎖(分量外)を加えて戻す。

❸ ボウルに納豆、❶、❷、しょうゆを入れ、混ぜる。

⊖ 水溶性食物繊維を多く含むオクラ、モロヘイヤ、納豆昆布。不溶性食物繊維を多く含む納豆と長いも。両方の食物繊維をバランスよくとることができます。

〈納豆昆布〉
ぬめりの強いがごめ昆布を細切りにし、乾燥させたもの。水で戻すと納豆のような粘りが出る。しょうゆなどを混ぜ、ご飯にのせて食べても。ない場合は刻み昆布で代用可。

28 レタスとバナナのヨーグルトサラダ

材料〈2人分〉

レタス ― 100g

バナナ ― 1本

Ⓐ | にんにく(すりおろし) ― ½かけ分

　 | プレーンヨーグルト(無糖)

　 | 　 ― 大さじ3

　 | クミンパウダー (またはカレー粉)

　 | 　 ― 小さじ¼

　 | 塩 ― 小さじ¼

　 | こしょう ― 少々

作り方

❶ レタスは冷水に5分ほどさらして水けをよくきり、食べやすい大きさにちぎる。バナナは厚さ1cmの輪切りにする。

❷ ボウルにⒶを入れて混ぜ、❶を加えてあえる。

▭ 食物繊維を含むレタスとバナナを組み合わせたサラダ。ヨーグルトドレッシングでさらに腸内環境を整えます。

29 ガドガド風サラダ

材料〈2人分〉

ゆで卵 ― 2個

厚揚げ ― 100g

もやし ― ½袋(100g)

さやいんげん ― 5本

Ⓐ | 玉ねぎ(すりおろし) ― 大さじ1

　 | にんにく(すりおろし) ― ½かけ分

　 | しょうが(すりおろし) ― ½かけ分

　 | 白練りごま ― 大さじ2

　 | プレーンヨーグルト(無糖)

　 | 　 ― 大さじ1

　 | ナンプラー ― 小さじ1

　 | オイスターソース ― 小さじ1

　 | カレー粉 ― ふたつまみ

作り方

❶ ゆで卵は食べやすい大きさに割る。厚揚げは熱湯にさっとくぐらせて油抜きをし、半分に切ってから幅5mmに切る。

❷ もやしはできればひげ根を取り、熱湯で30秒ほどゆでてざるに上げ、粗熱がとれたら水けを絞る。さやいんげんは熱湯で1分30秒ほどゆでてざるに上げ、幅2cmの斜め切りにする。

❸ ボウルにⒶを入れて混ぜ、❶と❷を加えてあえる。

▭ インドネシアの野菜料理。ここではピーナッツバターの代わりに練りごまを使っています。ヨーグルトの菌の種類はさまざま。乳酸菌は小腸で働き、ビフィズス菌は大腸で働きます。菌の種類や味など、好みのものを選んでください。玉ねぎとにんにくはオリゴ糖を含み、善玉菌のエサになります。

〈練りごま〉
いりごまをペースト状にしたもの。ごまの豊かな風味とこく、なめらかな食感が特徴で、ドレッシングやソースはもちろん、はちみつなどと混ぜてトーストに塗っても合う。

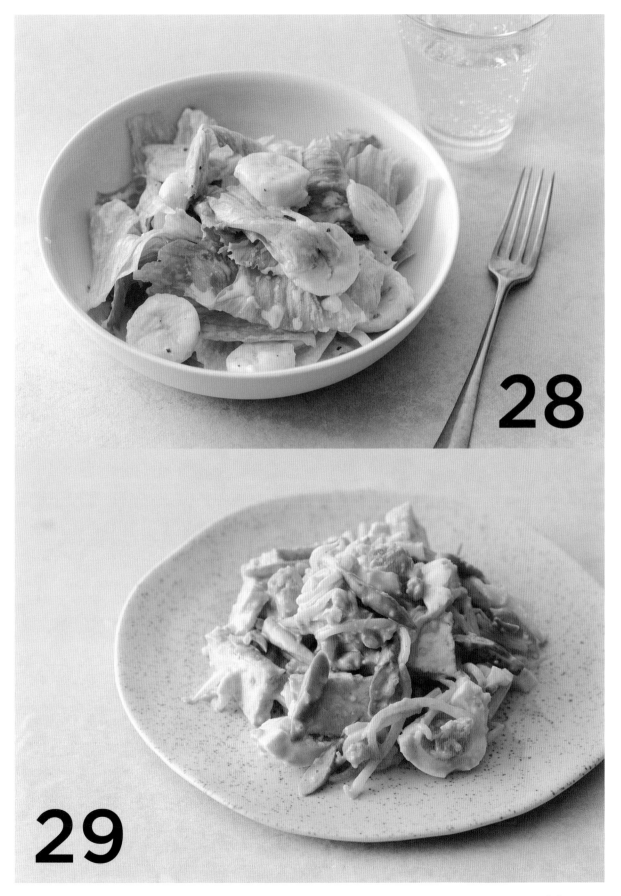

28

29

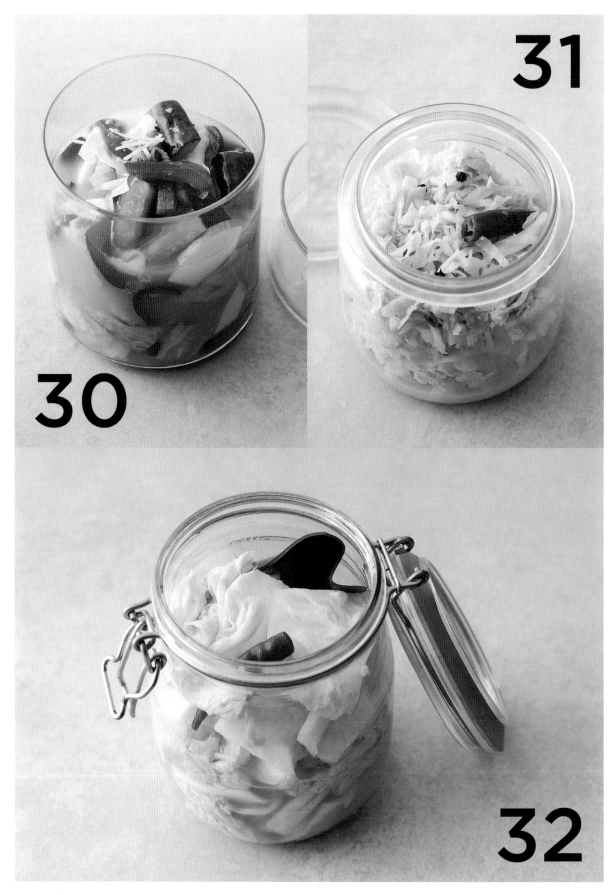

30 自家製水キムチ

材料〈作りやすい分量〉

キャベツ — 200g
きゅうり — 1本
パプリカ(赤) — 1個
りんご — ¼個
しょうが — 1かけ
塩 — 小さじ1
Ⓐ | 米のとぎ汁 — 600㎖
  | きび砂糖 — 大さじ1½
  | 塩 — 大さじ½
酢 — 大さじ5
塩麹 — 大さじ2

作り方

❶ キャベツは3cm四方に切る。きゅうりは4つ割りにしてから長さ3cmに切る。パプリカは縦半分に切って長さを半分に切り、さらに縦に幅1cmに切る。合わせてボウルに入れ、塩をふってもみ込み、30分ほどおく。

❷ 鍋にⒶを入れて中火で熱し、ひと煮立ちさせてから火を止め、酢を加えて粗熱をとる。

❸ りんごは皮つきのまま厚さ5㎜のいちょう切りにする。しょうがはせん切りにする。

❹ ❶がしんなりして水分が出てきたら水けを絞る。ボウルに戻し、❸を加えて混ぜる。

❺ 清潔な保存容器 (またはジッパーつき保存袋) に❷、❹、塩麹を入れ、室温で1〜3時間おき、冷蔵室に移す(1週間ほど保存可)。

⊝ 塩麹の発酵パワーを利用すれば、水キムチが短い時間で作れます。

31 ザワークラウト

材料〈作りやすい分量〉

キャベツ — ½個
赤唐辛子(種を取ったもの) — 1本分
塩 — 適量(キャベツの重量の2%)
黒粒こしょう — 10粒

作り方

❶ キャベツは長さ6cmの細切りにする。ジッパーつき保存袋に入れ、塩を加えてもみ込み、しんなりしてきたら赤唐辛子と黒粒こしょうを加え、袋の空気をしっかり抜いて口を閉じる。

❷ バットに❶をのせて重し(キャベツの重量と同量、もしくは少し重たいくらいが目安) をし、室温で半日〜1日おく。水分がしっかり出てきたら、そのまま3〜6日おいて発酵させる。汁が濁り、泡が出ていたら重しを外し、冷蔵室に移す(3か月ほど保存可)。

⊝ 乳酸菌たっぷり。肉料理のつけ合わせや洋風スープに入れてもおいしいです。水分がしっかり出てこない場合は、食塩水 (塩分濃度2%) をたすといいです。発酵するまでの時間は気温によって異なるため、ときどき状態を確認してください。発酵後は清潔な保存容器などに移しても構いません。

32 自家製発酵白菜

材料〈作りやすい分量〉

白菜 — ¼個
昆布 — 3cm四方1枚
赤唐辛子(種を取ったもの) — 1本分
塩 — 適量(白菜の重量の2%)

作り方

❶ 白菜は長さ3cmに切る。ジッパーつき保存袋に入れ、塩を加えてもみ込み、しんなりしてきたら昆布と赤唐辛子を加え、袋の空気をしっかり抜いて口を閉じる。

❷ バットに❶をのせて重し(白菜の重量と同量、もしくは少し重たいくらいが目安)をし、室温で発酵させる(春と秋は3〜4日、夏は1〜2日、冬は1週間ほどが目安)。泡が出ていたら重しを外し、冷蔵室に移す(2週間ほど保存可)。

⊝ そのまま食べるのはもちろん、鍋料理に入れても合います。発酵するまでの時間は気温によって異なるため、ときどき状態を確認してください。冬は暖房が効いていない場所に置きましょう。発酵後は清潔な保存容器などに移してもOK。

疲労回復

[ビタミン B 群]

◯　食事で摂取した、たんぱく質、脂質、糖質は体内で消化され、エネルギー源となります。こうしたエネルギー生成や代謝がスムーズに行われないと疲れを感じやすくなる原因になります。

◯　エネルギー生成や代謝をサポートしてくれるのがビタミンB群です。ビタミンB$_1$、B$_2$、ナイアシン、ビタミンB$_6$、B$_{12}$、葉酸、パントテン酸、ビオチンの8種類があります。それぞれ働きは異なりますが、どれも疲労回復に必要なビタミンです。

◯　ビタミンB群は豚肉や鶏肉、かつお、まぐろなど、主菜に使われるようなたんぱく質が豊富な食材に多く含まれる傾向があるので、ボリュームのあるサラダなどにしていただきましょう。

33 ポークソテーと紫玉ねぎのサラダ

材料〈2人分〉

豚ロース厚切り肉(とんかつ用) ― 1枚
紫玉ねぎ(または新玉ねぎ) ― 1/2個
クレソン ― 大1束(50g)
塩 ― ひとつまみ
こしょう ― 少々
オリーブオイル ― 小さじ1
Ⓐ｜にんにく(すりおろし) ― 1/2かけ分
　｜オリーブオイル、酢、はちみつ、
　｜　粒マスタード ― 各小さじ2
　｜塩 ― 小さじ1/3
　｜こしょう ― 少々

作り方

❶ 豚肉は筋を切り、塩、こしょうをふる。紫玉ねぎは繊維に沿って薄切りにする。クレソンは食べやすい長さにちぎる。

❷ フライパンにオリーブオイルを中火で熱し、豚肉の両面を2分ずつ焼く。取り出し、2分ほどおいてから食べやすい大きさに切る。

❸ ボウルにⒶを入れて混ぜ、❷、紫玉ねぎ、クレソンを加えてあえる。

◯　豚肉はビタミンB$_1$が豊富。ビタミンB$_1$は玉ねぎやにんにくに含まれるアリシンと結合すると体内に長くとどまり、長時間にわたって疲労回復に利用されます。

〈紫玉ねぎ〉
栄養成分は普通の玉ねぎと似ているが、紫色の部分に抗酸化作用や目の健康に役立つアントシアニンが含まれている。辛みは少ないが、気になる場合は水にさっとさらしてもOK。

34 豚しゃぶのにらトマトあえ

材料〈2人分〉

豚ロース薄切り肉(しゃぶしゃぶ用)
　― 100g
にら ― 100g
トマト ― 1個
Ⓐ｜ごま油 ― 小さじ2
　｜酢 ― 小さじ2
　｜きび砂糖 ― 小さじ1
　｜カレー粉 ― 小さじ1/2
　｜塩 ― 小さじ1/3
　｜こしょう ― 少々

作り方

❶ 豚肉はぬるめの湯 (60〜70℃) で色が変わるまでゆで、冷水に取って冷まし、水けをよくきって食べやすい大きさにちぎる。

❷ にらは熱湯でさっとゆでて冷水に取って冷まし、水けを絞って長さ2cmに切る。トマトは2cm角に切る。

❸ ボウルにⒶを入れて混ぜ、❶と❷を加えてあえる。

◯　豚肉のビタミンB$_1$とにらのアリシンを組み合わせ、疲労回復に効果的な副菜に。豚肉はぬるめの湯でゆでることでしっとりします。

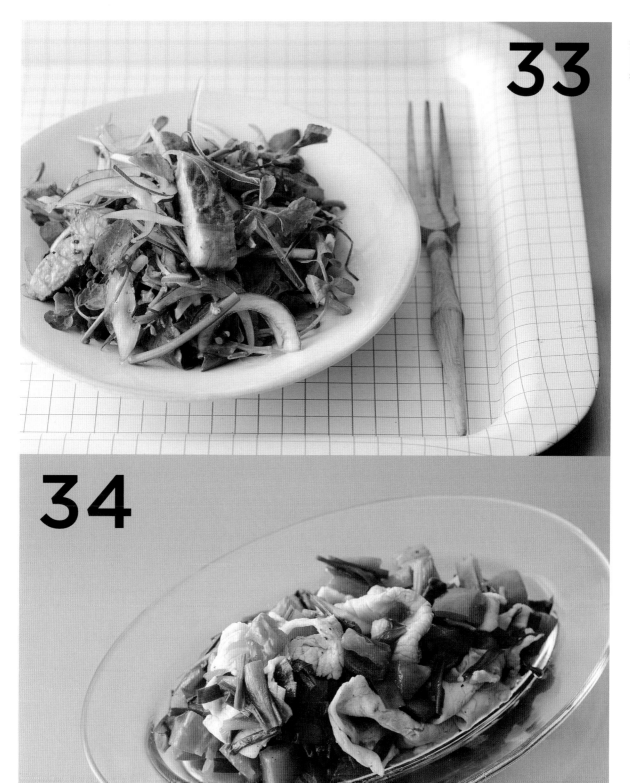

33

34

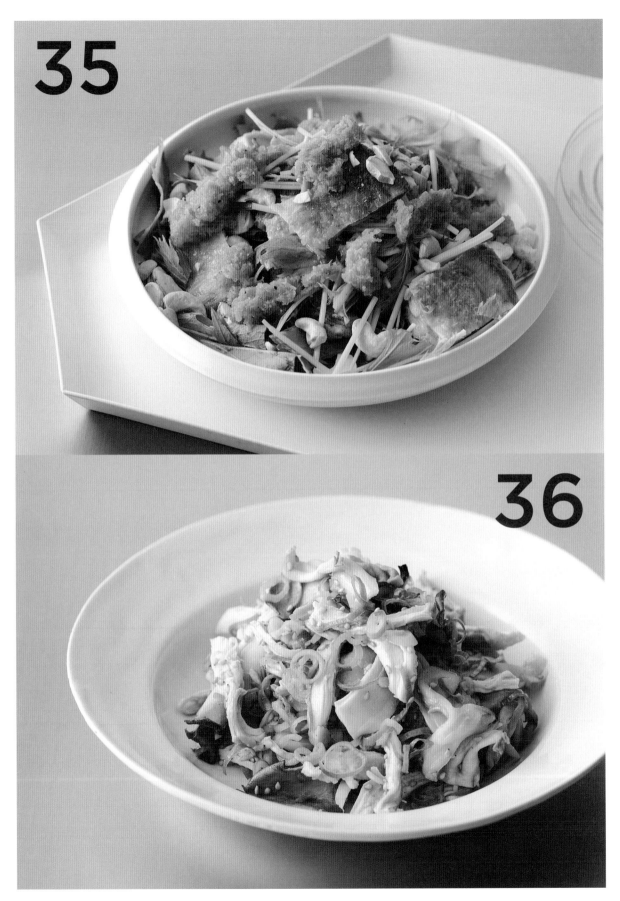

35

36

35 チキンサラダ キャロットドレッシング

材料〈2人分〉

鶏もも肉ー小1枚(200g)

にんじんー50g

水菜ー100g

カシューナッツ(無塩・ロースト済み)
　　ー30g

塩ーひとつまみ

こしょうー少々

サラダ油ー小さじ2

Ⓐ｜にんにく(すりおろし)ー½かけ分
　｜みりんー大さじ2
　｜きび砂糖ー小さじ1

Ⓑ｜酢ー大さじ1
　｜塩ー小さじ⅓
　｜こしょうー少々

作り方

❶ 鶏肉はフォークで皮目を数か所刺し、塩、こしょうをふる。にんじんはすりおろす。水菜は長さ4cmに切る。カシューナッツは粗く砕く。

❷ フライパンにサラダ油を中火で熱し、鶏肉の皮目を下にして入れ、両面を3分ずつ焼く。取り出し、2分ほどおいてから食べやすい大きさに切る。

❸ 脂が残っている❷のフライパンにⒶを加えて混ぜ、中火で煮立てる。ボウルに移し、にんじんとⒷを加えて混ぜる。

❹ ❷、水菜、カシューナッツを合わせて器に盛り、❸をかける。

⚬ 鶏肉にはナイアシンが豊富で、代謝やアルコール分解をサポートします。

〈カシューナッツ〉
オレイン酸という脂肪酸を多く含み、酸化しにくいのが特徴。ビタミンB₁のほか、マグネシウムや鉄、亜鉛などのミネラルも豊富。

36 鶏胸肉と焼きまいたけのゆずこしょうあえ

材料〈2人分〉

鶏胸肉(皮なし)ー½枚(150g)

まいたけー1パック(100g)

九条ねぎ(または細ねぎ)ー50g

酒ー大さじ1

塩ー小さじ¼

Ⓐ｜白いりごまー小さじ2
　｜ごま油ー小さじ2
　｜酢ー小さじ1
　｜しょうゆー小さじ1
　｜ゆずこしょうー小さじ½

作り方

❶ 鶏肉は耐熱皿にのせて酒と塩をふり、ふんわりとラップをして電子レンジで3分ほど加熱する。ラップをしたまま粗熱をとり、食べやすい大きさにほぐす。

❷ まいたけは粗くほぐし、オーブントースター (または魚焼きグリル) でしんなりするまで10分ほど焼く。九条ねぎは小口切りにする。

❸ ボウルにⒶを入れて混ぜ、❶と❷を加えてあえる。

⚬ 鶏肉は代謝を助けるナイアシンを多く含んでいます。同じ鶏肉でも鶏胸肉は鶏もも肉より含有量が多いです。まいたけはビタミンD、B₁、B₂、ナイアシンなどが豊富。九条ねぎに含まれるアリシンによってビタミンB₁の吸収率をアップさせます。

37 鶏レバーのなますサラダ

材料〈2人分〉

鶏レバー——100g

大根——150g

にんじん——40g

香菜——20g

にんにく(みじん切り)——1かけ分

塩——適量(大根とにんじんの重量の1%)

オリーブオイル——小さじ2

Ⓐ | カレー粉——小さじ¼
　 | 塩——ふたつまみ
　 | こしょう——少々

Ⓑ | 赤唐辛子(小口切り)
　 | 　——ひとつまみ
　 | 酢——小さじ2
　 | レモン果汁、ナンプラー、
　 | 　はちみつ——各小さじ1

作り方

❶ 鶏レバーは黄色っぽい脂肪を取って食べやすい大きさに切り、水を2〜3回替えながら水にさらし、ペーパータオルで水けを拭く。

❷ 大根とにんじんは長さ4cmの細切りにし、合わせて塩をふってもみ、10分ほどおいて水けを絞る。香菜は長さ3cmに切る。

❸ フライパンにオリーブオイルとにんにくを入れて中火で熱し、香りが立ってきたら❶を3分ほど炒める。火が通ってきたらⒶを加え、さっと炒め合わせる。

❹ ボウルにⒷを入れて混ぜ、❷と❸を加えてあえる。

▭ 鶏レバーは葉酸、パントテン酸、ビオチンが豊富。大根は消化酵素を含み、胃腸の働きを整えます。根の先に向かうと辛みが増すので、生でいただく場合は葉に近い部分を使うのがおすすめです。

38 ゆで卵とブロッコリーのサラダ

材料〈2人分〉

ゆで卵——2個

ブロッコリー——70g

じゃがいも——1個(150g)

Ⓐ | マヨネーズ——大さじ1
　 | 酢、マスタード——各小さじ1
　 | きび砂糖——小さじ½
　 | カレー粉——小さじ⅓
　 | 塩——ひとつまみ
　 | こしょう——少々

作り方

❶ ゆで卵は食べやすい大きさに割る。ブロッコリーは小房に分け、大きい場合はさらに縦半分に切る。じゃがいもは皮つきのまま2cm角に切る。

❷ 鍋にたっぷりの水、じゃがいも、塩少々(分量外)を入れて強火で熱し、沸騰したら中火で3分ほどゆで、ブロッコリーを加えてさらに2分ほどゆでる。いっしょにざるに上げ、冷ます。

❸ ボウルにⒶを入れて混ぜ、ゆで卵と❷を加えてあえる。

▭ 卵は栄養価の高い優秀食材。ビタミンB群の中でもビタミンB2が豊富。ビタミンB2は特に脂質の代謝をサポートしてくれるのでダイエットの味方です。

39 サーモン、アボカド、オレンジのサラダ

材料〈2人分〉

サーモン(刺身用・さく)——100g

アボカド——1個

紫玉ねぎ(または新玉ねぎ)——¼個

オレンジ——1個

Ⓐ | オリーブオイル——小さじ2
　 | 塩——小さじ⅓
　 | こしょう——少々

作り方

❶ サーモンは厚さ8mmのそぎ切りにする。アボカドは厚さ1cmの半月切りにする。紫玉ねぎは繊維に沿って薄切りにする。オレンジは¾個は果肉を取り出し、残りは果汁を搾る。

❷ ボウルにⒶと❶のオレンジ果汁を入れ、混ぜる。

❸ 残りの❶を合わせて器に盛り、❷をかける。

▭ サーモンにはビタミンB群が豊富に含まれています。強い抗酸化作用をもつ成分(アスタキサンチン)もあり、疲労回復だけでなく、アンチエイジングにも効果的。

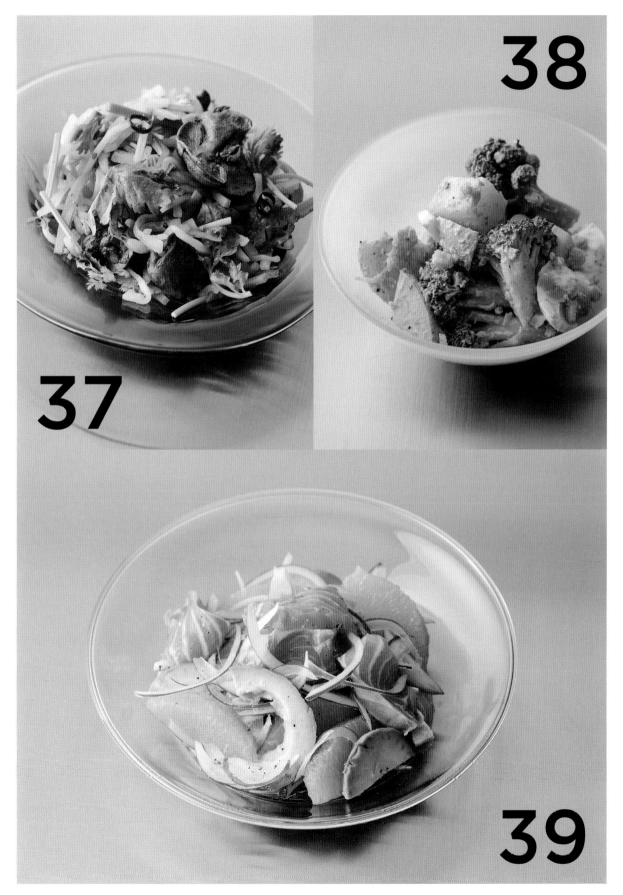

38

37

39

40 かつおのホットサラダ

材料〈2人分〉

かつお(刺身用・さく)—150g

玉ねぎ—1個

トマト—1個

サラダ菜—½個

Ⓐ|にんにく(すりおろし)—½かけ分

　|塩—ふたつまみ

　|こしょう—少々

オリーブオイル

　—小さじ2+小さじ2

Ⓑ|白ワインビネガー(または酢)

　|　—大さじ1

　|しょうゆ—大さじ1

作り方

❶ かつおはⒶをすり込む。玉ねぎとトマトは厚さ1cmの輪切りにする。サラダ菜は冷水に5分ほどさらして水けをよくきり、食べやすい大きさにちぎる。

❷ フライパンにオリーブオイル小さじ2を中火で熱し、かつおの表面を1分ずつ焼く。取り出し、粗熱がとれたら食べやすい大きさに切る。

❸ ❷のフライパンにオリーブオイル小さじ2をたして中火で熱し、玉ねぎを並べて両面を1分ずつ焼き、取り出す。続けてトマトを並べて中火で両面をさっと焼き、玉ねぎを戻し入れ、Ⓑを加えてからめる。

❹ 器にサラダ菜を敷き、❷と❸を盛る。

▭ かつおはビタミンB₁、B₁₂、ナイアシン、パントテン酸が豊富。加えて高たんぱく低脂質、鉄も多いのでおすすめの食材です。アリシンを含む玉ねぎを組み合わせ、かつおのビタミンB₁の吸収率をアップさせます。

41 まぐろ、長いも、たくあんのあえもの

材料〈2人分〉

まぐろ(刺身用・赤身・さく)—70g

長いも—100g

たくあん—30g

青じそ—4枚

しょうゆ—小さじ2

作り方

❶ まぐろ、長いも、たくあんは1cm角に切る。青じそは1cm四方に切る。

❷ 器に❶を盛り、しょうゆを回しかけ、よく混ぜてからいただく。

▭ たんぱく質の代謝を助けるビタミンB₆を多く含むまぐろ、滋養強壮効果が高いといわれる長いもを組み合わせた簡単あえもの。

42 たらこ、にんじん、しらたきの炒めもの

材料〈2人分〉

たらこ—小½腹(30g)

にんじん—100g

しらたき(あく抜き済み)—200g

赤唐辛子(小口切り)—ひとつまみ

ごま油—小さじ2

Ⓐ|白すりごま—小さじ2

　|みりん—大さじ1

　|しょうゆ—小さじ2

　|きび砂糖—小さじ1

作り方

❶ たらこは薄皮に切り目を入れ、包丁で身をこそげ出す。にんじんは長さ5cmの細切りにする。しらたきは食べやすい長さに切る。

❷ フライパンを中火で熱し、しらたきをいる。水分が飛んできたら、ごま油、にんじん、赤唐辛子を加えて炒め合わせる。

❸ にんじんがしんなりしてきたら、たらこを加えて炒め合わせる。たらこの色が変わったらⒶを加え、さっと炒め合わせる。

▭ たらこはビタミンB₁、ナイアシンなどを豊富に含んでいます。一度に食べられる量はそれほど多くないですが、炒めものやあえものに使いやすいので副菜に活用しましょう。

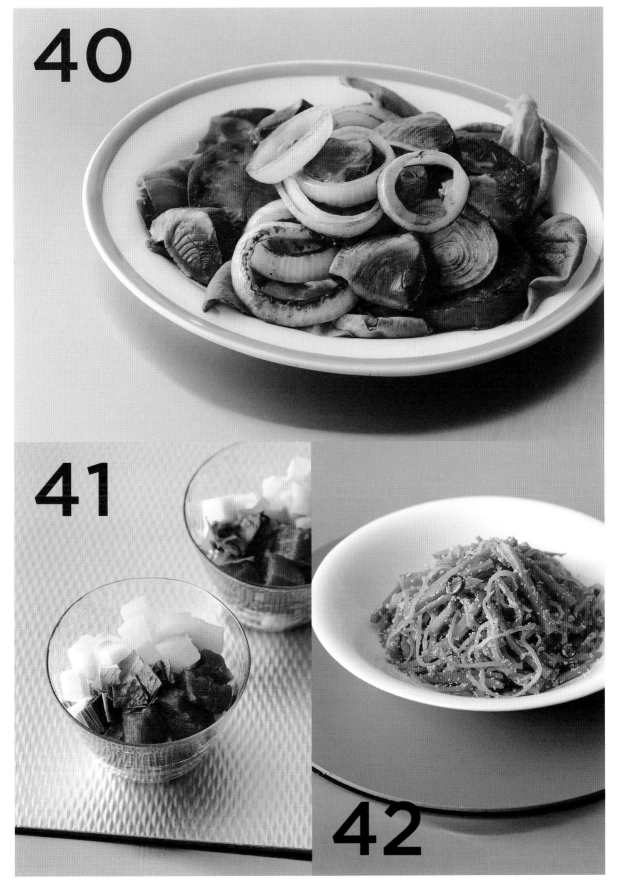

40

41

42

丈夫な骨

[カルシウム]

◯　カルシウムは骨の材料となる重要な栄養素で、乳製品や大豆製品、魚介類、海藻類などに多く含まれています。

◯　カルシウムの吸収を助けるビタミンD、吸収されたカルシウムの定着を助けるビタミンKをいっしょにとると効果的です。ビタミンDは鮭やさんま、きのこなどに多く含まれていますが、日光浴をすることで体内でも作れます。ビタミンKは納豆や緑黄色野菜、海藻などに多く含まれています。

◯　食事以外にサプリでカルシウムをとりすぎると高カルシウム血症になり、食欲不振や脱力感などが起こることもあるので注意しましょう。

43 大豆ときのこのにんにく炒め

材料〈2人分〉

大豆(ドライパック)— 100g
しいたけ— 50g
しめじ— ½パック(50g)
えのきたけ— ½袋(50g)
にんにく(薄切り)— 1かけ分
赤唐辛子(種を取ったもの)— 1本分
ローズマリー (好みで)— 1本
オリーブオイル— 大さじ2
Ⓐ ｜酢— 大さじ1
　｜塩— 小さじ⅓
　｜こしょう— 少々
　｜レモン果汁— 小さじ1

作り方

❶ しいたけは薄切りにする。しめじはほぐす。えのきたけは長さを半分に切ってほぐす。

❷ フライパンにオリーブオイル、にんにく、赤唐辛子を入れて弱火で熱し、香りが立ってきたら中火にして❶を加え、さらにローズマリーを粗くちぎって加え、炒める。

❸ きのこがしんなりしてきたら大豆を加え、さっと炒め合わせる。火を止め、Ⓐを順に加えて混ぜる。

◯ 大豆はカルシウムのほか、良質なたんぱく質、鉄、食物繊維、イソフラボンなどが豊富。特に女性には積極的にとっていただきたい食材です。作りおきとしてもおすすめのメニューです。

44 厚揚げ、しめじ、ピーマンの炒めもの

材料〈2人分〉

厚揚げ— 100g
しめじ— 1パック(100g)
ピーマン— 3個
ごま油— 大さじ1
Ⓐ ｜しょうゆ— 大さじ1
　｜みりん— 大さじ1

作り方

❶ 厚揚げは半分に切ってから幅1cmに切る。しめじはほぐす。ピーマンは食べやすい大きさにちぎる。

❷ フライパンにごま油を中火で熱し、厚揚げの両面を焼き、少し焼き色がついたらしめじを加えて炒め合わせる。しめじがしんなりしたらピーマンを加えてさっと炒め合わせ、Ⓐを加えてからめる。

◯ 大豆が原料の厚揚げはカルシウムが豊富。しめじのビタミンDで吸収を促進させ、ピーマンのビタミンKで定着させます。

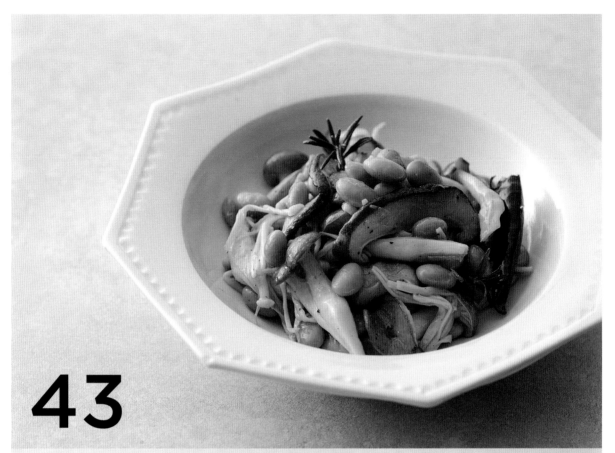

43

44

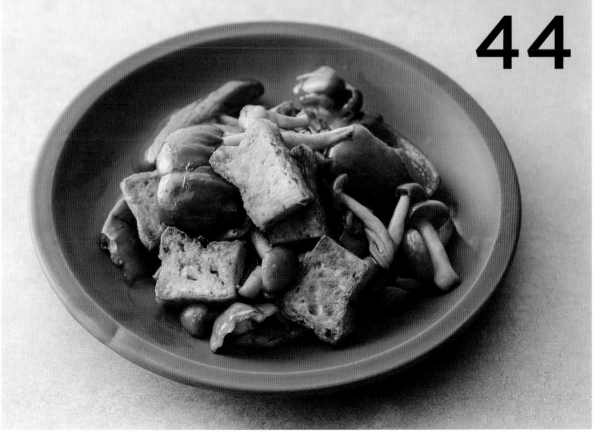

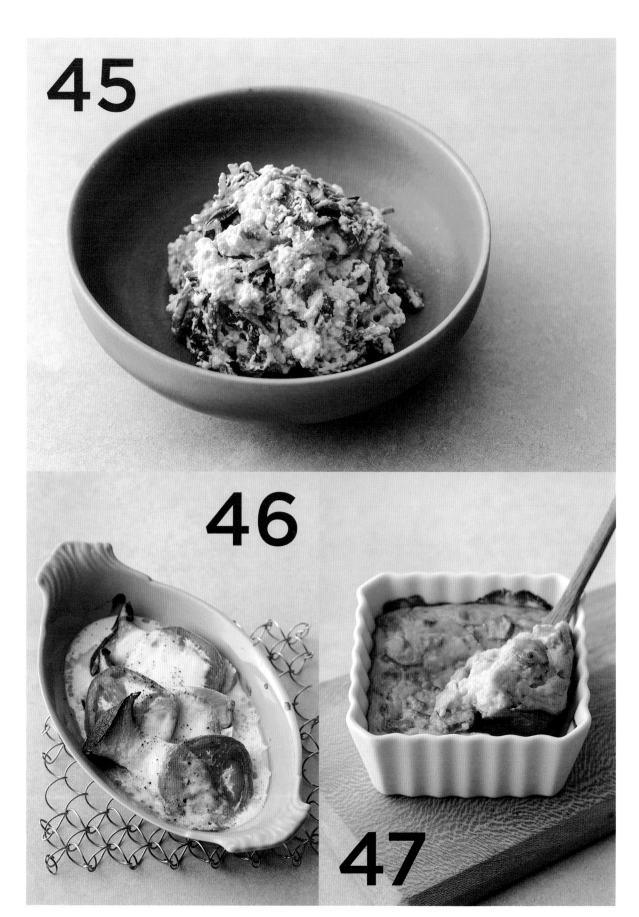

45 カッテージチーズ入り洋風白あえ

材料〈2人分〉

絹ごし豆腐 — 100g
ほうれん草 — 100g
くるみ(無塩) — 30g
Ⓐ|カッテージチーズ(裏ごしタイプ)
 | — 50g
 |オリーブオイル — 小さじ2
 |塩 — 小さじ⅓
 |こしょう — 少々

作り方

❶ 豆腐はペーパータオルで包み、バットにのせる。重し(豆腐の重量の3倍量が目安)をのせて30分ほどおき、水きりをする。

❷ ほうれん草は塩少々(分量外)を入れた熱湯で30秒ほどゆで、冷水に取って冷まし、水けを絞って長さ4cmに切る。

❸ くるみは粗く砕き、フライパンを弱めの中火で熱し、2〜3分からいりする。

❹ ボウルに❶とⒶを入れて混ぜ、❷と❸を加えてあえる。

▱ 豆腐とカッテージチーズにカルシウムが含まれています。くるみは抗酸化作用のあるポリフェノールのほか、亜鉛や食物繊維なども豊富です。

〈カッテージチーズ〉
低カロリー＆低脂質のフレッシュチーズ。さわやかな酸味があり、味にくせがなく、料理に使いやすい。裏ごしタイプは食感がなめらか。

46 モッツァレラチーズ、トマト、エリンギのグリル

材料〈2人分〉

モッツァレラチーズ — 1個(100g)
トマト — 1個
エリンギ — 2本
塩 — 小さじ⅓
こしょう — 少々
オリーブオイル — 小さじ2

作り方

❶ モッツァレラチーズとトマトは厚さ8mmの輪切りにする。エリンギは縦に薄切りにする。

❷ 耐熱容器に❶をのせ、塩、こしょうをふり、オリーブオイルをかける。オーブントースターでチーズが溶けるまで5分ほど(または230℃のオーブンで5分ほど)焼く。

▱ モッツァレラチーズはカルシウムを含み、脂質が少なく、くせがなくて食べやすいので、ほかのチーズよりも多く食べられます。その分、カルシウムも摂取しやすいです。

47 納豆チーズココット

材料〈2人分〉

絹ごし豆腐 — 100g
納豆 — 1パック(40g)
オクラ — 4本
ピザ用チーズ — 20g
Ⓐ|卵 — 1個
 |みりん — 大さじ1
 |しょうゆ — 小さじ1
 |塩 — 小さじ¼

作り方

❶ 豆腐は軽く水けをきる。納豆は軽く混ぜてほぐす。オクラは塩適量(分量外)をふってまな板で転がし、塩をつけたまま熱湯で1分ほどゆで、冷水に取って冷まし、小口切りにする。

❷ ボウルに豆腐を入れて泡立て器でつぶし、Ⓐを加えて混ぜる。納豆、オクラ、ピザ用チーズを加え、さらに混ぜる。

❸ 耐熱容器に❷を入れ、オーブントースターで7分ほど(または230℃のオーブンで10分ほど)焼く。

▱ 豆腐、納豆、チーズでカルシウムをトリプル摂取。たんぱく質もしっかりとれます。

48 しらすとわかめの酢のもの

材料〈2人分〉

しらす干し — 20g

わかめ（湯通し済み）— 20g

きゅうり — 1½本

みょうが — 1個

塩 — 適量（きゅうりの重量の1%）

Ⓐ｜酢 — 大さじ1

　｜きび砂糖 — 小さじ1

　｜しょうゆ — 小さじ½

　｜塩 — 小さじ¼

作り方

❶ わかめはよく洗って水けを絞り、食べやすい長さに切る。きゅうりは薄い輪切りにし、塩をふってもみ、10分ほどおいて水けをよく絞る。みょうがは薄い小口切りにする。

❷ ボウルにⒶを入れて混ぜ、しらすと❶を加えてあえる。

🗌 しらす干しのような小魚は少量でもしっかりカルシウムがとれるので、副菜にちょこちょこ使うと便利です。

49 桜えびと九条ねぎのミニお焼き

材料〈2人分〉

桜えび（素干し）— 15g

九条ねぎ（または細ねぎ）— 100g

Ⓐ｜水（あれば炭酸水）— 50㎖

　｜小麦粉 — 30g

　｜塩 — 小さじ¼

ごま油 — 小さじ2

しょうゆ — 適量

豆板醤 — 適量

作り方

❶ 九条ねぎは小口切りにする。

❷ ボウルに桜えびと❶を入れ、Ⓐを加えて混ぜる。

❸ 直径20㎝のフライパンにごま油を中火で熱し、❷を流し入れ、押さえつけるようにしながら3分ほど焼く。焼き色がついたら上下を返し、さらに2分ほど焼き、食べやすい大きさに切る。器に盛り、しょうゆや豆板醤につけていただく。

🗌 桜えびはカルシウムが豊富。赤い色はアスタキサンチンという色素で強い抗酸化作用があり、眼精疲労の回復にも効果があります。

50 いりこナッツ

材料〈作りやすい分量〉

いりこ（丸ごと食べられるもの）— 40g

くるみ（無塩）— 40g

Ⓐ｜きび砂糖 — 大さじ1½

　｜みりん — 大さじ1

　｜しょうゆ — 大さじ½

作り方

❶ フライパンを中火で熱し、いりことくるみを3分ほどいり、Ⓐを加えて煮からめる。

🗌 プライベートでもよく作る箸休め＆おやつ。カルシウムが豊富ないりこ＆ビタミンEや食物繊維を含むくるみの組み合わせ。サプリ代わりに少しずつ食べることを習慣にしてほしい一品です。

〈いりこ〉
かたくちいわしを煮て干したもの。煮干しとも呼ばれ、だしによく用いられる。カルシウムをはじめ、たんぱく質、DHA、EPA、ビタミンD、鉄など栄養豊富。

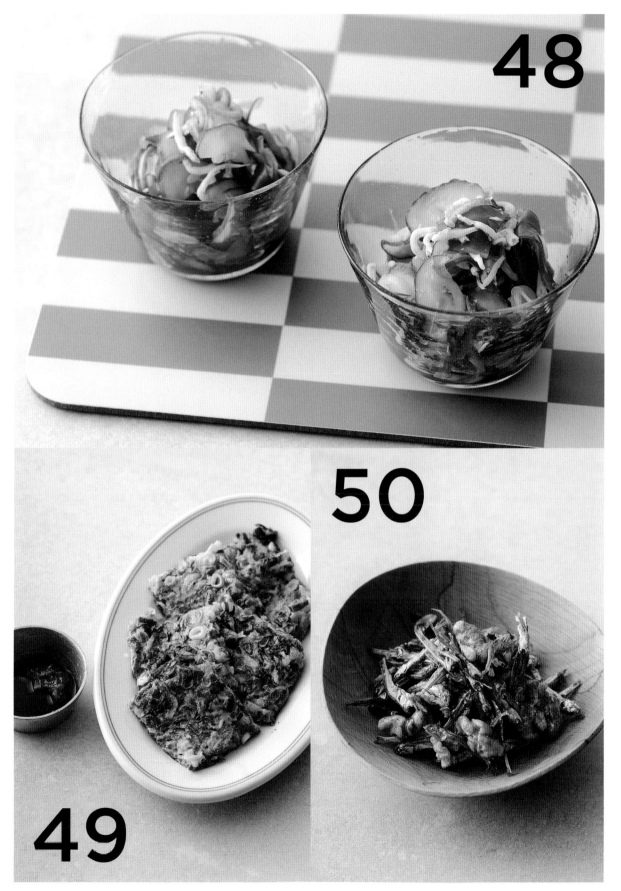

48

50

49

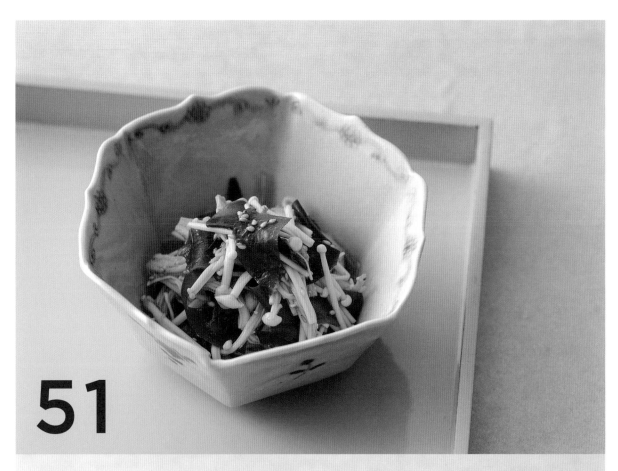

51

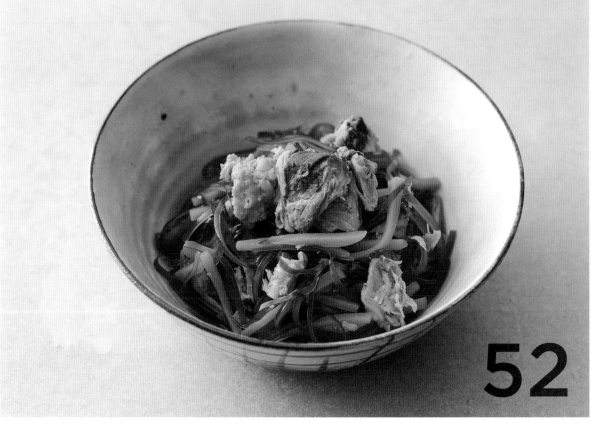

52

51 わかめとえのきたけのピリ辛あえ

材料〈2人分〉

わかめ（湯通し済み）— 50g
えのきたけ — 1袋(100g)
Ⓐ｜白いりごま — 小さじ2
　｜酢 — 小さじ2
　｜ごま油 — 小さじ2
　｜しょうゆ — 小さじ2
　｜きび砂糖 — 小さじ1
　｜豆板醤 — 小さじ½

作り方

❶ わかめはよく洗って水けを絞り、食べやすい長さに切る。えのきたけは長さを半分に切ってほぐす。合わせて熱湯で30秒ほどゆで、ざるに上げて冷まし、水けをよく絞る。

❷ ボウルにⒶを入れて混ぜ、❶を加えてあえる。

〇 わかめに含まれるカルシウムをえのきたけのビタミンDで吸収をアップさせます。カルシウムには神経の興奮を抑える働きも。

52 鮭缶と刻み昆布の煮もの

材料〈2人分〉

鮭の中骨缶（水煮）— 1缶(90g)
刻み昆布 — 50g
にんじん — ½本
Ⓐ｜水 — 200mℓ
　｜みりん — 大さじ1
　｜しょうゆ — 大さじ1

作り方

❶ 刻み昆布はざく切りにする。にんじんは長さ5cmの細切りにする。

❷ 鍋に鮭の中骨（缶汁ごと）、❶、Ⓐを入れて落としぶたをし、中火で熱して10分ほど煮る。

〇 鮭の中骨缶と刻み昆布にカルシウムが含まれています。缶汁にも栄養が含まれているので捨てずに活用しましょう。

〈鮭の中骨缶〉
鮭の身つきの中骨（背骨）を煮たもの。骨はほろっとやわらかく、身はほどよい脂とうまみがある。カルシウムはもちろん、血液中の中性脂肪を減らすDHA、EPAも豊富。

海藻の栄養
わかめや昆布、ひじきなどの海藻類はカルシウムや鉄などのミネラル、食物繊維を多く含みます。食物繊維の中でも水溶性食物繊維が多く、便をやわらかくし、食後の血糖値の上昇を抑え、コレステロール値を下げる働きをします。低カロリー＆低糖質なので、ダイエット中の方は週に3〜4回、食事に取り入れてみるのもおすすめです。

元気な目

[アントシアニン] [ルテイン]

◯　アントシアニンはポリフェノールの一種で、植物が紫外線などから身を守るために作り出した天然色素です。ブルーベリーが有名ですが、なすや紫キャベツ、紫玉ねぎ、キドニービーンズなど、紫色の食材に多く含まれています。

◯　アントシアニンは眼精疲労を回復し、目の機能を改善する働きがあります。さらに抗酸化作用があり、老化や生活習慣病予防にも効果的です。

◯　ほうれん草やブロッコリー、かぼちゃなどに含まれているルテインは、紫外線やブルーライトなどの有害な光から目を守ってくれます。白内障などの予防にも。

53 なすの煮びたし

材料〈2人分〉

なす—3本
ごま油—大さじ2
Ⓐ｜だし汁—250㎖
　｜みりん—大さじ3
　｜しょうゆ—大さじ1
　｜塩—小さじ¼
しょうが(すりおろし)—1かけ分
細ねぎ(小口切り)—適量

作り方

❶ なすは縦半分に切り、皮に格子状の浅い切り込みを入れる。

❷ フライパンにごま油を中火で熱し、❶の切り口を下にして焼く。焼き色がついたらⒶを加えて落としぶたをし、5分ほど煮る(時間があれば粗熱をとってから冷蔵室で冷やし、味をなじませるとおいしい)。

❸ 器に❷を盛り、しょうがと細ねぎをのせる。

◯ なすの皮の色はナスニンというアントシアニン系の色素によるもの。皮はむかずにいただきましょう。なすには体を冷やす作用があるので、暑い季節、ほてりやのぼせが強いときに食べるのもおすすめです。

54 なすとひき肉のエスニックホットサラダ

材料〈2人分〉

豚ひき肉—100g
なす—3本
玉ねぎ—¼個
にんにく—1かけ
しょうが—1かけ
ごま油—大さじ2
Ⓐ｜レモン果汁—小さじ2
　｜ナンプラー—小さじ2
　｜オイスターソース—小さじ2
　｜きび砂糖—小さじ2
　｜塩—ひとつまみ
　｜こしょう—少々
香菜(ざく切り)—10g

作り方

❶ なすは4つ割りにする。玉ねぎ、にんにく、しょうがはみじん切りにする。

❷ フライパンにごま油を中火で熱し、なすをときどき返しながら焼き、しんなりしたら器に盛る。

❸ ❷のフライパンを中火で熱し、ひき肉、玉ねぎ、にんにく、しょうがを炒める。ひき肉の色が変わったらⒶを加えてからめる。❷にかけ、香菜を散らす。

◯ アントシアニンが豊富ななすに、豚肉、玉ねぎ、にんにくなどを合わせて疲労回復も期待できるボリュームのあるホットサラダに。

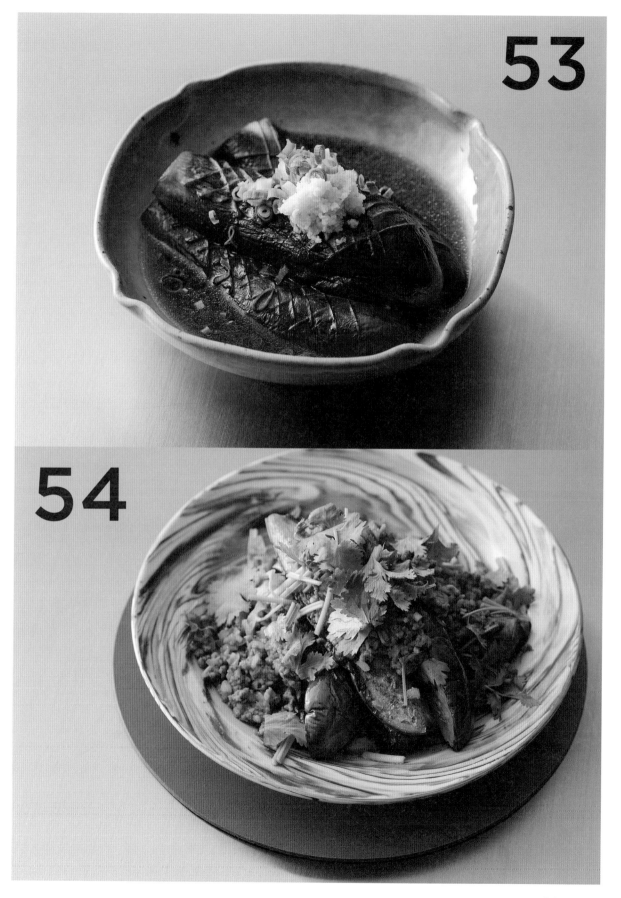

54

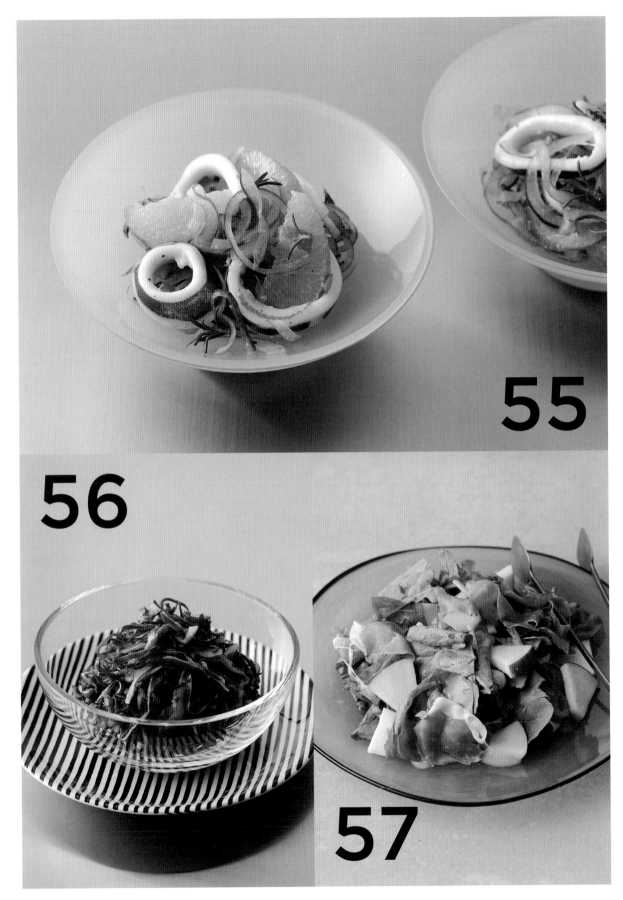

55

56

57

55 いか、紫玉ねぎ、オレンジのサラダ

材料〈2人分〉

いか — 100g

紫玉ねぎ — ½個

オレンジ — 1個

ローズマリー（好みで）— 1本

塩 — 適量（紫玉ねぎの重量の1%）

Ⓐ｜オリーブオイル — 小さじ2

｜塩 — 小さじ¼

｜こしょう — 少々

作り方

❶ いかは内臓ごと足を抜き、胴は軟骨を取って幅1cmの輪切りにする。足は内臓を切り離し、食べやすい大きさに切り分ける。胴と足を合わせて熱湯でゆで、色が変わったらざるに上げ、冷ます。

❷ 紫玉ねぎは繊維を断つように薄切りにし、塩をふってもみ、5分ほどおいて水けを絞る。オレンジは果肉を取り出す。ローズマリーはちぎる。

❸ ボウルに❶、❷、Ⓐを入れ、混ぜる。

▭ ローズマリーなどのハーブも抗酸化作用が強いので、あれば加えてみてください。バジルやイタリアンパセリ、セージなどもおすすめです。

56 紫キャベツのスパイスコールスロー

材料〈2人分〉

紫キャベツ — 200g

塩 — 適量（紫キャベツの重量の1%）

オリーブオイル — 小さじ2

クミンシード（またはカレー粉）

　 — 小さじ¼

Ⓐ｜酢 — 小さじ2

｜はちみつ — 小さじ1

｜塩 — ひとつまみ

｜こしょう — 少々

作り方

❶ 紫キャベツは長さ6cmのせん切りにし、塩をふってもみ、10分ほどおいて水けを絞る。

❷ フライパンにオリーブオイルを中火で熱し、クミンシードをさっと炒め、油に香りを移す。

❸ ボウルに❶と❷を入れて混ぜ、Ⓐを加えて混ぜる。

▭ 紫キャベツと抗酸化作用が強いスパイスを組み合わせました。はちみつに含まれるオリゴ糖は善玉菌のエサになり、便秘解消にも役立ちます。

〈紫キャベツ〉
別名レッドキャベツ。葉の巻きがかたく、普通のキャベツよりもビタミンCが多く含まれている。加熱調理よりも生食が向いている。

57 サラダほうれん草とりんごのサラダ

材料〈2人分〉

生ハム — 20g

サラダほうれん草 — 50g

りんご — ¼個

Ⓐ｜酢 — 小さじ2

｜マスタード — 小さじ½

｜きび砂糖 — 小さじ½

｜塩 — ふたつまみ

｜こしょう — 少々

サラダ油 — 大さじ1

作り方

❶ 生ハムは食べやすい大きさにちぎる。サラダほうれん草は長さ5cmに切る。りんごは皮つきのまま厚さ5mmのいちょう切りにする。

❷ 清潔な瓶にⒶを入れてふたをし、よくふって混ぜる。サラダ油を3回に分けて加え、そのつどよくふって混ぜる。

❸ ❶を合わせて器に盛り、❷をかける。

▭ ほうれん草には目の健康に役立つルテインが含まれています。サラダほうれん草ならシュウ酸（あく）を気にせず、生で食べられます。ドレッシングは瓶でふって混ぜると乳化しやすいですが、瓶がないときはボウルで混ぜても構いません。

58 キドニービーンズのチョップドサラダ

材料〈2人分〉

キドニービーンズ（ドライパック）
　　—100g
ラディッシュ—5個
トマト—1個
きゅうり—1本
Ⓐ｜粉チーズ—小さじ2
　｜レモン果汁—小さじ2
　｜オリーブオイル—小さじ2
　｜塩—小さじ1/3
　｜こしょう—少々

作り方

❶ ラディッシュは葉を切り落とし、4つ割りにする。トマトは1cm角に切る。きゅうりは厚さ1cmのいちょう切りにする。

❷ ボウルにキドニービーンズ、❶、Ⓐを入れ、混ぜる。

▱ キドニービーンズとラディッシュの根にアントシアニンが含まれています。目の健康はもちろん、さまざまな色の野菜がとれ、抗酸化作用も強いです。ラディッシュの葉は刻んでサラダや炒めもの、スープに加えても。

〈ラディッシュ〉
二十日大根とも呼ばれる生食向きのミニ大根。大根同様、ジアスターゼという消化酵素を含み、胃腸の働きを整える作用がある。食欲不振の解消にも。

59 キドニービーンズとかぼちゃのはちみつ煮

材料〈2人分〉

キドニービーンズ（ドライパック）
　　—100g
かぼちゃ—200g
Ⓐ｜だし汁—250mℓ
　｜みりん—大さじ2
　｜はちみつ—大さじ1
　｜しょうゆ—大さじ1

作り方

❶ かぼちゃは皮つきのままひと口大に切る。

❷ 鍋に❶の皮を下にして並べ、キドニービーンズ、Ⓐの順に加える。落としぶたをして中火で熱し、10分ほど煮る。

▱ かぼちゃは紫外線などから目を守り、目の老化を防ぐルテインを含んでいます。黄色はβ-カロテンによるもので、肌や髪、粘膜の健康に効果的です。はちみつに含まれるオリゴ糖は善玉菌のエサになるので腸内環境改善にも。

〈キドニービーンズ〉
赤いんげん豆。アントシアニンをはじめ、ビタミンB群、カリウム、カルシウム、食物繊維などが豊富。煮ものやスープ、サラダなど、用途はさまざま。

豆類の栄養
豆類にはさまざまな種類がありますが、全体的に高たんぱく低脂質。ビタミンB₁や食物繊維を多く含みます。乾物の豆をゆでてももちろんOKですが、ドライパックや水煮などを使えば調理時間が大幅に短縮できます。日もちするのでストックしておけば、あと一品作りたいときにも大助かり。

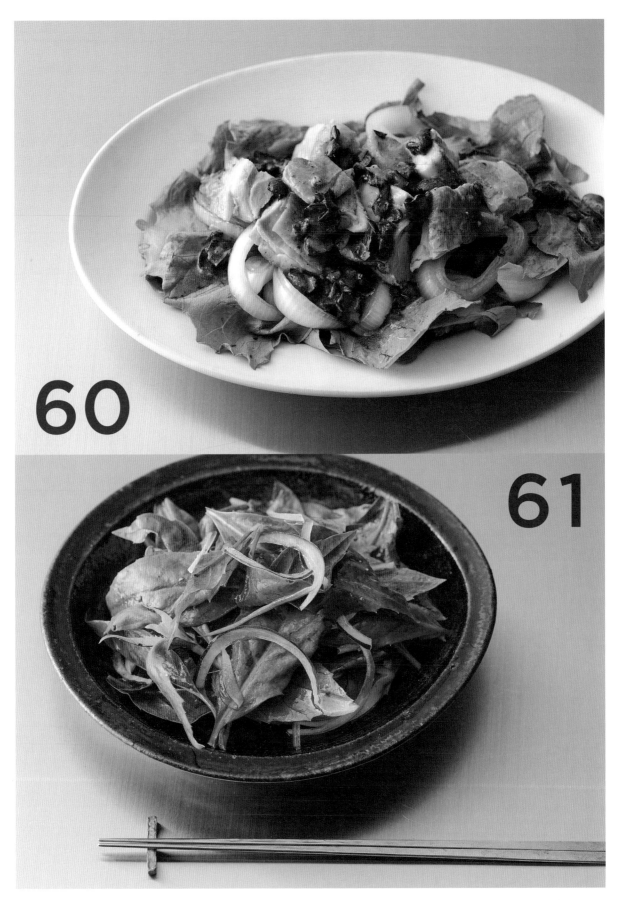

60

61

60 チキンサラダ ブルーベリードレッシング

材料〈2人分〉

鶏もも肉—小1枚(200g)

玉ねぎ—1個

ロメインレタス(またはサニーレタス)
　—4枚

ブルーベリー—30g

塩—少々

こしょう—少々

オリーブオイル—小さじ2

Ⓐ｜オリーブオイル—小さじ2

　｜酢—小さじ1

　｜はちみつ—小さじ1

　｜塩—小さじ¼

　｜こしょう—少々

作り方

❶ 鶏肉はフォークで皮目を数か所刺し、塩、こしょうをふる。玉ねぎは厚さ1cmの輪切りにする。ロメインレタスは冷水に5分ほどさらして水けをよくきり、食べやすい大きさにちぎる。

❷ フライパンにオリーブオイルを中火で熱し、鶏肉の皮目を下にして入れ、あいたところに玉ねぎを並べる。鶏肉は両面を3分ずつ焼いて取り出し、2分ほどおいてから食べやすい大きさに切る。玉ねぎは両面を1分ずつ焼いて取り出す。

❸ ボウルにブルーベリーを入れて粗くつぶし、Ⓐを加えて混ぜる。

❹ 器にロメインレタスを敷いて❷を盛り、❸をかける。

▭ ロメインレタスは普通のレタスに比べて歯ごたえがよく、水分がやや少ないので、肉と合わせても水っぽくなりません。ビタミンや食物繊維もレタスより含有量が多いです。

〈ブルーベリー〉
眼精疲労に効果的なアントシアニンをはじめ、アンチエイジングに有効なビタミンE、腸内環境を整える食物繊維も豊富。生が手に入らないときは冷凍でも可。

61 ハンダマのあえもの

材料〈2人分〉

ハンダマの葉—50g

紫玉ねぎ—¼個

Ⓐ｜ごま油—小さじ2

　｜酢—小さじ1

　｜塩—小さじ¼

　｜こしょう—少々

作り方

❶ 紫玉ねぎは繊維に沿って薄切りにする。

❷ ボウルにハンダマの葉、❶、Ⓐを入れ、混ぜる。

▭ ハンダマの葉がしんなりしていたら冷水に5分ほどさらしましょう。長くさらすと栄養が出てしまうので短時間で。手に入らない場合はベビーリーフで代用しても構いません。

〈ハンダマ〉
表は緑、裏は紫色の葉が特徴の沖縄野菜。アントシアニン、β-カロテン、鉄などが豊富。ほろ苦さがあり、生のままでも美味。加熱すると粘りが出る。最近は沖縄以外のスーパーでも見かける。

関節の健康維持

[グルコサミン] [コンドロイチン]

◯ 年齢とともに悩みが出てくる関節痛。グルコサミンとコンドロイチンはサプリでも人気です。グルコサミンは関節部分の軟骨の成分で、クッションのような役割をしています。コンドロイチンは軟骨や骨、皮膚などに多く存在し、細胞に保水性や弾力性を与えてくれます。どちらも体内で生成されますが、加齢とともに生成量は減少。

◯ グルコサミンとコンドロイチンはいっしょにとるのが理想的。グルコサミンとコンドロイチンは似たような食材に含まれています。牛・豚・鶏の軟骨、甲殻類の殻に豊富に含まれていますが、頻繁に食べるのは現実的ではありません。長いも、オクラ、納豆、かまぼこ、干しえび、海藻類などにも含まれているので、それらを食事に取り入れるようにしてみてください。

62 長いもとめかぶの梅あえ

材料〈2人分〉

長いも — 200g
めかぶ(味のついていないもの)
　— 2パック(80g)
梅干し(塩分7%)
　— 2個(種を取って30g)
しょうゆ — 小さじ1½
青じそ(せん切り) — 2枚分
白いりごま — 小さじ½

作り方

❶ 長いもは厚手のポリ袋に入れ、すりこ木で細かくたたく。梅干しは種を取り、包丁で果肉を細かくたたく。

❷ ボウルに❶、めかぶ、しょうゆを入れ、混ぜる。

❸ 器に❷を盛り、青じそをのせていりごまをふる。

◯ 長いもとめかぶにグルコサミンとコンドロイチンが含まれています。青じそは大量にいただくことがない野菜ですが、β-カロテン、ビタミンE、B₂、食物繊維などが豊富。少量でも侮らず、ぜひ食べましょう。

〈めかぶ〉
わかめの根元部分を細切りにしたもの。水溶性食物繊維による独特のぬめりには、血糖値やコレステロール値の上昇を抑える働きがある。

63 長いもステーキ

材料〈2人分〉

長いも — 200g
にんにく(薄切り) — 1かけ分
オリーブオイル — 小さじ2
バター — 10g
Ⓐ |塩 — ふたつまみ
　|こしょう — 少々
　|しょうゆ — 小さじ1
刻みのり — 適量
細ねぎ(小口切り) — 適量

作り方

❶ 長いもは厚さ2cmの輪切りにする。

❷ フライパンにオリーブオイル、バター、にんにくを入れて中火で熱し、香りが立ってきたら❶を並べ、両面を2分ずつ焼く(にんにくが焦げそうな場合は途中で取り出す)。焼き色がついたらⒶを順に加え、さっとからめる。

❸ 器に❷を盛り、刻みのりをのせて細ねぎを散らす。

◯ グルコサミンとコンドロイチンを含む長いもをステーキに。ねばねばイメージの強い長いもですが、焼くとほくほくして違った食感を楽しめます。

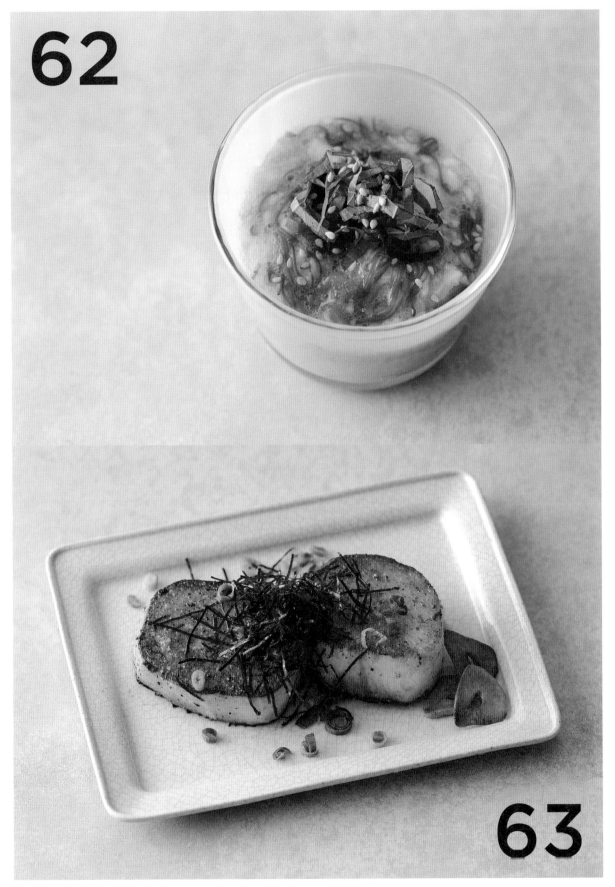

62

63

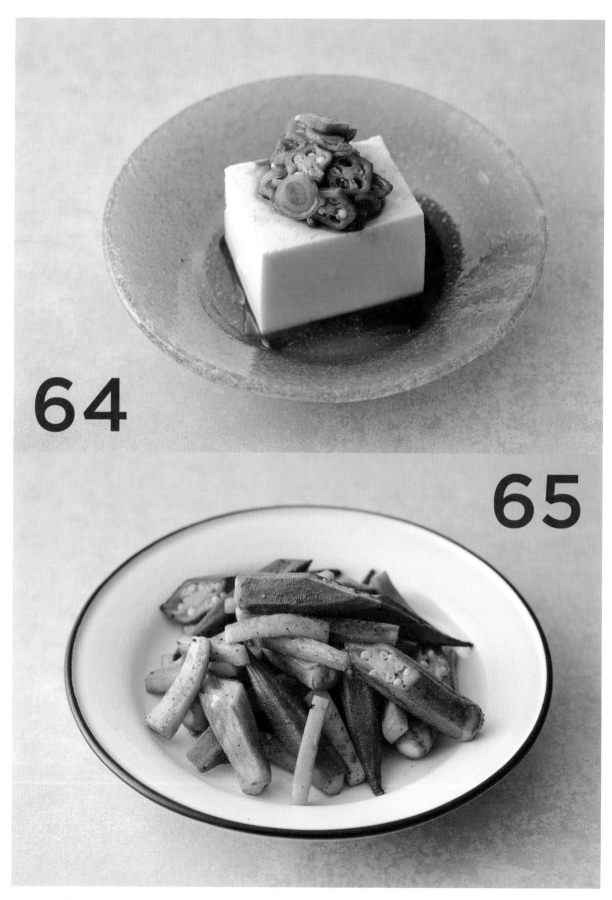

64

65

64 オクラとみょうがの冷ややっこ

材料〈2人分〉

絹ごし豆腐―200g

オクラ―4本

みょうが―1個

Ⓐ | しょうゆ―小さじ2
   | 黒酢(または酢)―小さじ2

作り方

❶ 豆腐は半分に切り、ペーパータオルにのせて10分ほどおき、水けをきる。

❷ オクラは塩適量(分量外)をふってまな板で転がし、塩をつけたまま熱湯で1分ほどゆで、冷水に取って冷まし、薄い小口切りにする。みょうがは薄い小口切りにする。

❸ ボウルに❷とⒶを入れ、混ぜる。

❹ 器に❶を盛り、❸をのせる。

〇 オクラにはグルコサミンとコンドロイチンが含まれています。みょうがにはアントシアニンが含まれているので目の健康が気になる方にも。

65 かまぼことオクラのさっと炒め

材料〈2人分〉

かまぼこ―50g

オクラ―8本

ごま油―小さじ2

Ⓐ | 塩―ふたつまみ
   | こしょう―少々
   | しょうゆ―小さじ½

作り方

❶ かまぼこは5mm角の棒状に切る。オクラは塩適量(分量外)をふってまな板で転がし、洗って塩を落とし、がくをむいて斜め半分に切る。

❷ フライパンにごま油を中火で熱し、❶を1分ほど炒め、Ⓐを順に加えてさっとからめる。

〇 かまぼことオクラにグルコサミンとコンドロイチンが含まれています。あっという間に作れて、たんぱく質もとれて、忙しいときに頼りになる副菜です。

ねばねば食品の栄養

ねばねばの主な成分はムチンとペクチン。どちらも水溶性食物繊維で長いもや里いも、オクラ、モロヘイヤなどに含まれています。胃や腸の壁を覆って保護し、腸内の善玉菌の活動を活発にして腸内環境改善に役立ちます。

66 納豆とひき肉のトマトスープ

材料〈2人分〉

豚ひき肉 — 80g

納豆(たれつき) — 2パック(80g)

玉ねぎ — 1/4個

オリーブオイル — 小さじ1

Ⓐ｜カットトマト缶 — 100g

　｜水 — 300㎖

Ⓑ｜納豆に付属のたれ

　｜　— 2パック分

　｜塩 — 小さじ1/3

　｜こしょう — 少々

作り方

❶ 玉ねぎはみじん切りにする。

❷ 鍋にオリーブオイルを中火で熱し、ひき肉と❶を炒める。ひき肉の色が変わってきたら納豆を加え、さっと炒め合わせる。

❸ Ⓐを加えてふたをし、煮立ったら中火のまま5分ほど煮て、Ⓑを加えて混ぜる。

⬭ 関節の健康に役立つ納豆＆美肌効果のあるトマトの組み合わせ。納豆とトマトは味の相性も抜群です。

67 なめこ、ツナ、小松菜のあえもの

材料〈2人分〉

ツナ缶(油漬けでも水煮でも)

　— 1缶(70g)

なめこ — 1袋(100g)

小松菜 — 200g

しょうゆ — 小さじ2

作り方

❶ ツナは缶汁をきる。なめこはさっと洗ってから熱湯で30秒〜1分ゆで、ざるに上げて冷ます。小松菜は熱湯で1分ほどゆでて冷水に取って冷まし、水けを絞って長さ4㎝に切る。

❷ ボウルに❶としょうゆを入れ、混ぜる。

⬭ なめこはグルコサミンとコンドロイチン、ツナは良質なたんぱく質、小松菜はβ-カロテンやカルシウムを含みます。あえもの以外に、この組み合わせでみそ汁にしたり、卵でとじて丼にするのもおいしいです。

68 かにかまと海藻のサラダ　しょうがドレッシング

材料〈2人分〉

かに風味かまぼこ — 4本(48g)

海藻ミックス(乾燥) — 5g

レタス — 100g

貝割れ大根 — 1/2パック

Ⓐ｜しょうが(すりおろし) — 1/2かけ分

　｜ごま油 — 大さじ1

　｜酢 — 大さじ1

　｜しょうゆ — 大さじ1

　｜きび砂糖 — 大さじ1/2

白いりごま — 小さじ1

作り方

❶ かに風味かまぼこは食べやすい大きさにほぐす。海藻ミックスは水につけて戻し、水けをよく絞る。レタスは長さ6㎝のせん切りにする。貝割れ大根は根元を落とす。

❷ Ⓐは混ぜる。

❸ ❶を合わせて器に盛り、いりごまをふり、❷をかける。

⬭ かに風味かまぼこと海藻ミックスはグルコサミンとコンドロイチンを含んでいます。食欲増進効果のあるしょうがをドレッシングに使い、さっぱりといただきましょう。

〈海藻ミックス〉
乾燥のわかめやとさかのり、茎わかめ、寒天などがブレンドされたもの。ミネラルや食物繊維が多く、低カロリー。サラダやあえものなどに。

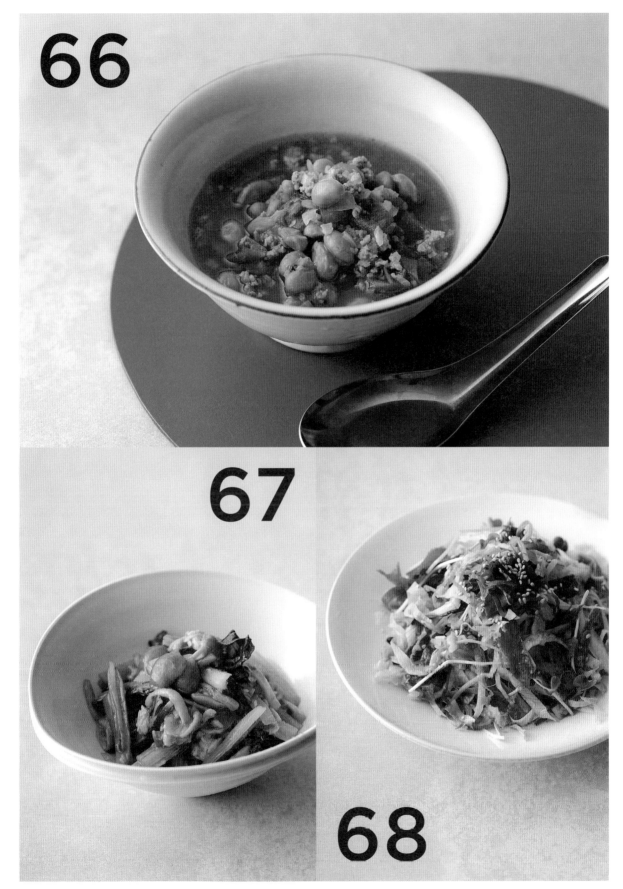

69 里いもとこんにゃくの煮もの

材料〈2人分〉

豚バラ薄切り肉 — 100g

里いも — 200g

こんにゃく(あく抜き済み) — 200g

赤唐辛子(種を取ったもの) — 1本分

ごま油 — 小さじ2

Ⓐ | だし汁 — 250mℓ

　| 酒 — 大さじ1

　| みりん — 大さじ1

　| しょうゆ — 大さじ1

　| きび砂糖 — 大さじ½

作り方

❶ 豚肉は長さ3cmに切る。里いもは、大きい場合は食べやすい大きさに切る。こんにゃくはひと口大にちぎる。

❷ 鍋にごま油と赤唐辛子を入れて中火で熱し、豚肉を炒める。豚肉の色が変わり、脂が出てきたら里いもとこんにゃくを加えて炒め合わせる。

❸ 全体に豚肉の脂が回ったらⒶを加え、落としぶたをする。煮立ったら、煮汁が半量ほどになるまで、中火のまま10分ほど煮る(時間があれば一度冷ますと味がしみ込む)。

⬭ グルコサミンとコンドロイチンを含む里いも、不溶性食物繊維が豊富なこんにゃく、うまみの強い豚バラ薄切り肉でご飯に合うこくのある煮ものに。

70 里いものタラモサラダ

材料〈2人分〉

たらこ — ½腹(40g)

里いも — 300g

細ねぎ — 20g

塩 — 小さじ¼

こしょう — 少々

Ⓐ | オリーブオイル — 小さじ2

　| マヨネーズ — 小さじ1

作り方

❶ 里いもはひと口大に切って耐熱ボウルに入れ、ふんわりとラップをして電子レンジで5分ほど加熱する。熱いうちにつぶして塩、こしょうをふり、粗熱をとる。

❷ たらこは薄皮に切り目を入れ、包丁で身をこそげ出す。細ねぎは小口切りにする。

❸ ❶に❷とⒶを加え、混ぜる。

⬭ 里いもはグルコサミンとコンドロイチンをはじめ、食物繊維も豊富。腸内環境の改善にも効果があります。

いも類の栄養

いも類にはじゃがいも、さつまいも、長いも、里いもなど、さまざまな種類がありますが、共通する主な栄養素は食物繊維。食物繊維は血糖値の急激な上昇を抑え、コレステロールの吸収を抑制し、血圧を下げるなどの働きをします。また、水分を含むとふくらんでかさが増し、満腹感が持続するので食べすぎ防止や肥満予防にも効果的です。

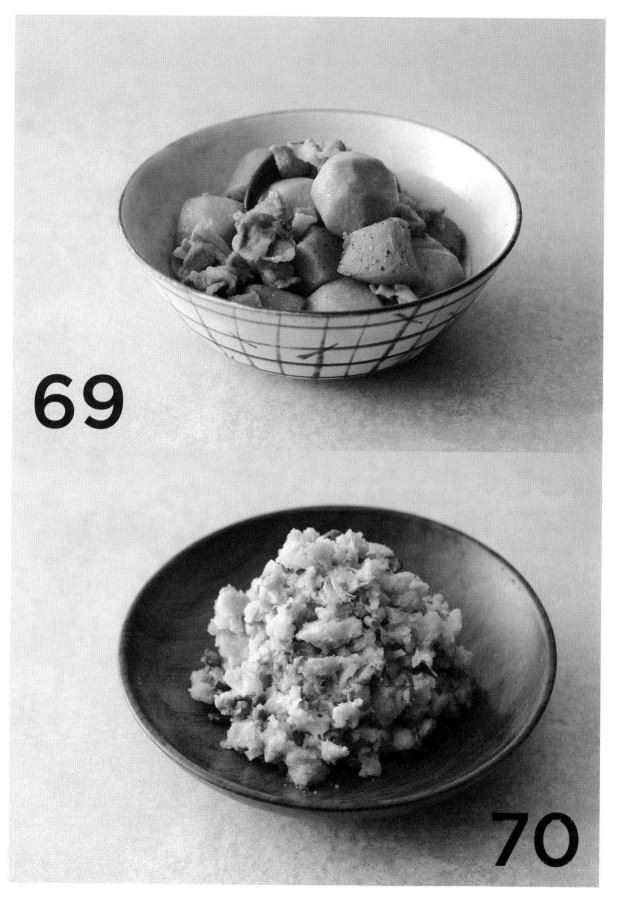

69

70

睡眠の質を高める

[トリプトファン]

- 睡眠の質を高めるには生活習慣の改善が必須ですが、たんぱく質をとることも大切です。
- 睡眠ホルモンであるメラトニンを作り出すにはセロトニンを分泌させる必要があり、セロトニンはトリプトファンによって作られます。
- トリプトファンは必須アミノ酸のひとつで、体内で作ることができないため、食事からとる必要があります。肉、魚介、大豆製品、乳製品などに多く含まれていますが、バナナやアボカド、ナッツ類、はちみつなどにも含まれています。
- 睡眠の質を高めることは健康を保つのはもちろん、意欲の向上、仕事などの効率アップ、精神の安定などにも効果があります。

71 ささみと大豆もやしのごま酢あえ

材料〈2人分〉

鶏ささみ(筋なし) ― 2本(100g)

大豆もやし ― 1袋(200g)

豆苗 ― ½パック(50g)

Ⓐ | 白すりごま ― 大さじ1
  | 酢 ― 大さじ1
  | きび砂糖 ― 小さじ1
  | しょうゆ ― 小さじ½
  | 塩 ― 小さじ⅓

作り方

❶ 鍋に1ℓの湯を沸かし、ささみを入れて火を止め、そのまま10分ほどおく。水けをきり、冷めたら食べやすい大きさにほぐす。

❷ 大豆もやしはできればひげ根を取る。豆苗は根元を落とし、長さを半分に切る。合わせて熱湯で30秒ほどゆでてざるに上げ、粗熱がとれたら水けを絞る。

❸ ボウルにⒶを入れて混ぜ、❶と❷を加えてあえる。

- 鶏ささみは高たんぱく低脂質。大豆もやしはアンチエイジングに役立つビタミンC、疲労回復に効果のあるアスパラギン酸、腸内環境を整える食物繊維が豊富です。

〈大豆もやし〉
大豆を発芽させたもやし。緑豆などを発芽させた通常のもやしより栄養価が高く、イソフラボンもとれる。

72 たこのセビーチェ

材料〈2人分〉

ゆでたこの足(刺身用) ― 100g

きゅうり ― 1本

パプリカ(赤) ― ½個

Ⓐ | にんにく(すりおろし) ― ½かけ分
  | レモン果汁 ― 小さじ2
  | オリーブオイル ― 小さじ2
  | 塩 ― 小さじ¼
  | こしょう ― 少々

作り方

❶ たこ、きゅうり、パプリカは1cm角に切る。

❷ ボウルに❶とⒶを入れ、混ぜる。

- たこは高たんぱく低脂質なだけでなく、ビタミンE、B₁₂、亜鉛も豊富です。ビタミンEは油といっしょにとると吸収率がアップ。さらにタウリンを含み、肝機能の働きを助けてくれます。

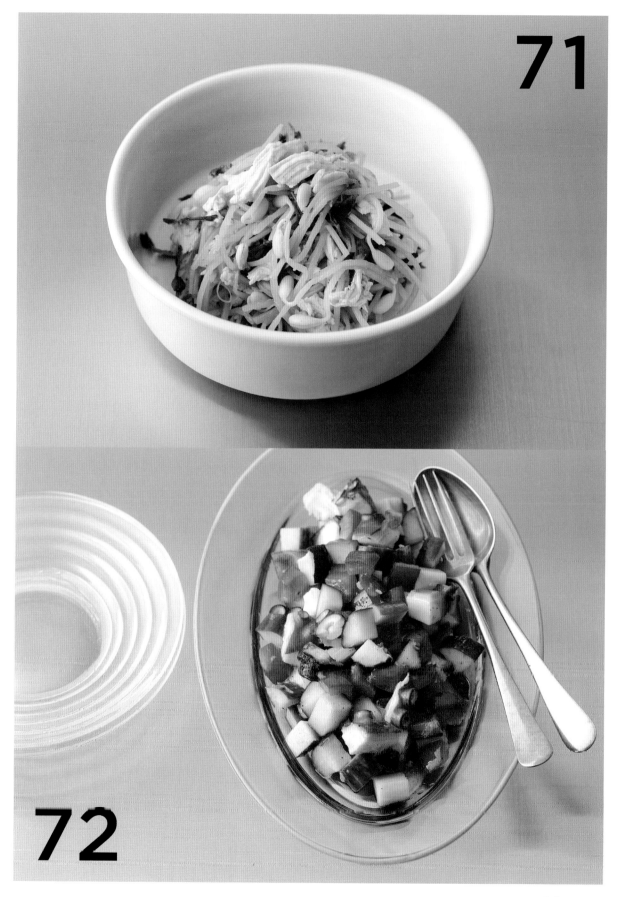

72

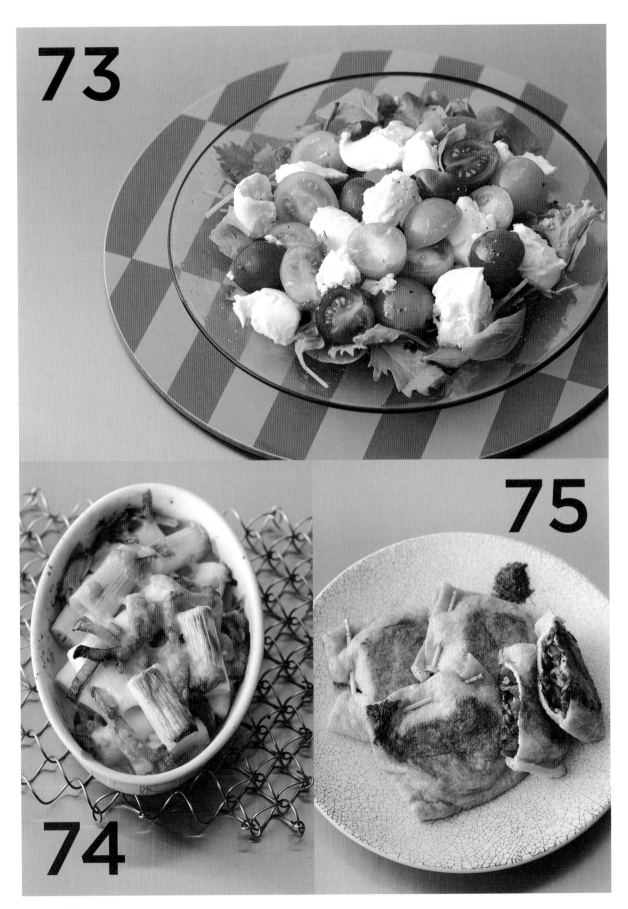

73

75

74

73 モッツァレラチーズとミニトマトのサラダ

材料〈2人分〉

モッツァレラチーズ
　　—1個(100g)
ミニトマト(赤・黄)
　　—合わせて150g
ベビーリーフ—30g
Ⓐ｜レモン果汁—小さじ2
　｜オリーブオイル—小さじ2
　｜はちみつ—小さじ1
　｜しょうゆ—小さじ½
　｜塩—小さじ¼
　｜こしょう—少々

作り方

❶ モッツァレラチーズは食べやすい大きさにちぎる。ミニトマトは縦半分に切る。ベビーリーフは冷水に5分ほどさらし、水けをよくきる。Ⓐは混ぜる。

❷ 器にベビーリーフを敷き、モッツァレラチーズとミニトマトを盛り、Ⓐをかける。

　　牛乳の栄養が凝縮されたチーズ。乳たんぱく質は消化がよく、胃腸に負担をかけにくいので、睡眠前の夕飯におすすめです。

〈モッツァレラチーズ〉
やさしいミルクの風味が特徴のフレッシュチーズ。サラダやピザなどに用いられ、生の場合はもちっとした弾力が、加熱した場合はとろっとした食感が楽しめる。

74 ハムと長ねぎのチーズ焼き

材料〈2人分〉

ロースハム—2枚(30g)
長ねぎ—2本(200g)
ピザ用チーズ—20g
酒—大さじ1
塩—小さじ¼

作り方

❶ ハムは半分に切ってから幅5mmに切る。長ねぎは長さ4cmに切る。

❷ 耐熱容器に❶を入れ、酒と塩をふり、ふんわりとラップをして電子レンジで2分ほど加熱する。

❸ ❷のラップを外し、ピザ用チーズをのせ、オーブントースターでチーズが溶けるまで5分ほど(または230℃のオーブンで8〜10分)焼く。

　　ハムとチーズにトリプトファンが含まれています。長ねぎに含まれるアリシンはビタミンB₁の吸収率を高め、疲労回復に役立つだけでなく、血行をよくし、体を温める作用もあります。

75 なめたけとチーズの油揚げ詰め焼き

材料〈2人分〉

油揚げ—2枚
味つきなめたけ—80g
九条ねぎ(または細ねぎ)—50g
ピザ用チーズ—40g
一味唐辛子(好みで)—適量

作り方

❶ 油揚げは長さを半分に切り、切り口からていねいに袋状に開く。九条ねぎは小口切りにする。

❷ ボウルになめたけ、九条ねぎ、ピザ用チーズを入れ、混ぜる。

❸ 油揚げに❷を等分に詰め、口を楊枝で留める。

❹ フライパンを中火で熱し、❸を並べ、へらで少し押さえながら両面を2分ずつ焼く。焼き色がついたら器に盛り、一味唐辛子をつけていただく。

　　トリプトファンを含む油揚げ&チーズの組み合わせ。なめたけはビタミンB₁、ナイアシン、パントテン酸などのビタミンB群が豊富。特にナイアシンは疲労回復や精神の安定に作用するので、質の高い睡眠にも有効です。

76 豆乳オニオンスープ

材料〈2人分〉

玉ねぎ─1個
バゲット(薄切り)─4枚(50g)
ピザ用チーズ─20g
バター─10g
Ⓐ|無調整豆乳─400㎖
　|洋風スープの素(顆粒)
　|　─小さじ1
塩─小さじ½
こしょう─少々

作り方

❶ 玉ねぎは縦半分に切ってから繊維を断つように薄切りにする。

❷ 鍋にバターを中火で溶かし、❶をしんなりするまで炒める。Ⓐを加えて温め、塩を加えて混ぜる。

❸ バゲットにピザ用チーズを等分にのせ、オーブントースターでチーズが溶けるまで3分ほど(または230℃のオーブンで5分ほど)焼く。

❹ 器に❷を盛り、❸をのせてこしょうをふる。

▭ 睡眠前の夕飯には消化吸収のよい乳製品や大豆製品がおすすめ。バゲットのような糖質も脳の疲労回復に効果的です。

77 大豆の五目サラダ

材料〈2人分〉

大豆(ドライパック)─100g
芽ひじき(乾燥)─5g
きゅうり─½本
にんじん─50g
ごぼう─50g
Ⓐ|酢─大さじ1
　|マヨネーズ─小さじ2
　|しょうゆ─小さじ1
　|きび砂糖─小さじ1
　|塩─ひとつまみ

作り方

❶ ひじきは水につけて戻し、水けをよく絞る。きゅうりは斜め薄切りにしてからせん切りにする。

❷ にんじんは長さ4cmの細切りにする。ごぼうは細めのささがきにする。合わせて熱湯で30秒ほどゆで、ざるに上げて冷ます。

❸ ボウルにⒶを入れて混ぜ、大豆、❶、❷を加えてあえる。

▭ トリプトファンを含む大豆、ミネラルが豊富なひじき、3種類の野菜を組み合わせた、バランスよく栄養がとれるサラダです。

〈ひじき〉
海藻の一種で、葉の部分が芽ひじき、茎の部分が長ひじき。芽ひじきはやわらかく、長ひじきは歯ごたえがある。鉄やカルシウム、カリウム、食物繊維などが豊富。

78 カリカリ大豆とナッツ

材料〈2人分〉

大豆(ドライパック)─100g
くるみ(無塩)─40g
小麦粉─大さじ1
オリーブオイル─大さじ1
Ⓐ|塩─小さじ¼
　|カレー粉─小さじ¼

作り方

❶ 大豆は小麦粉をまぶす。くるみは粗く砕く。

❷ フライパンにオリーブオイルを中火で熱し、大豆を炒める。全体がカリッとしたら、くるみを加えてさっと炒め合わせ、Ⓐをふってからめる。

▭ 大豆とくるみにトリプトファンが含まれています。さまざまなスパイスがブレンドされたカレー粉には体を温めたり、リラックス効果や鎮静作用があります。箸休めはもちろん、サラダのトッピングにしてもOK。

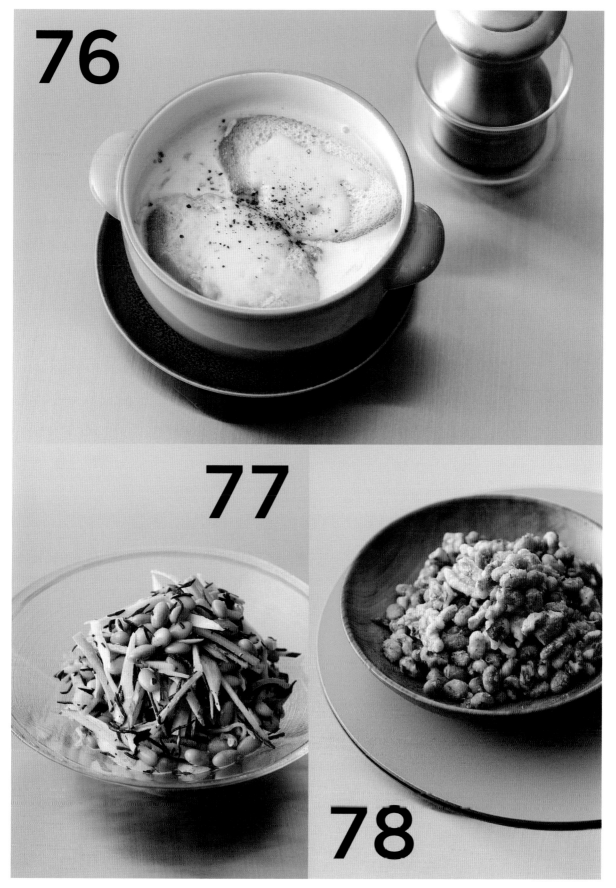

76

77

78

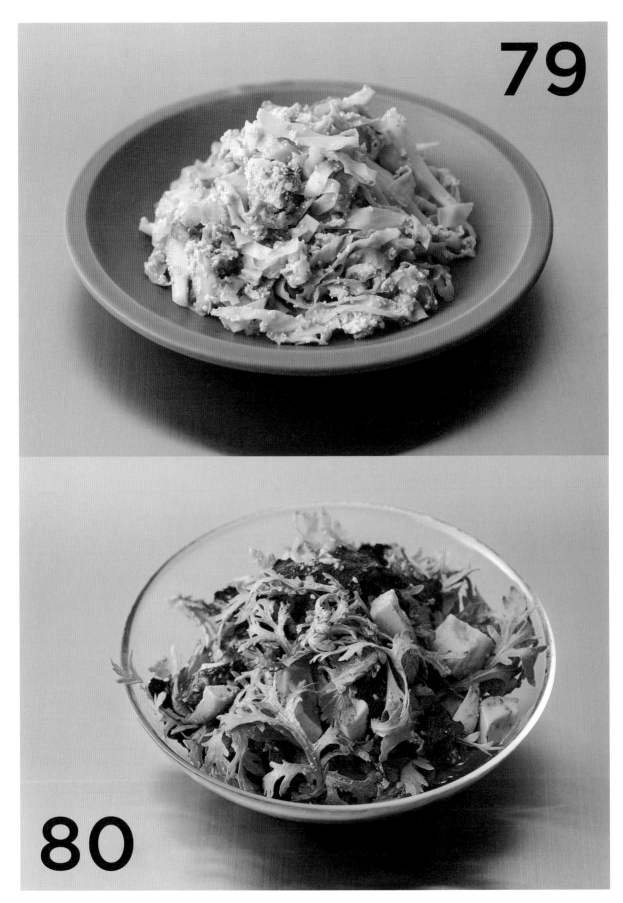

79 キャベツのガーリック明太卵炒め

材料〈2人分〉

辛子明太子 ― 小½腹(30g)

卵 ― 2個

キャベツ ― 200g

にんにく(みじん切り) ― 1かけ分

オリーブオイル ― 大さじ1

塩 ― ふたつまみ

こしょう ― 少々

作り方

❶ 明太子は薄皮に切り目を入れ、包丁で身をこそげ出す。卵は溶きほぐす。キャベツは長さ5cm、幅1cmに切る。

❷ フライパンにオリーブオイルとにんにくを入れて中火で熱し、香りが立ってきたらキャベツを炒める。全体に油が回ったら、明太子と溶き卵を加えてさっと炒め合わせ、塩、こしょうをふって混ぜる。

▭ トリプトファンを含む辛子明太子と卵で簡単な炒めものに。キャベツは「食べる薬」ともいわれ、胃腸の働きを助け、不快感を抑えます。胃腸を休ませるのもよい睡眠を導く手段のひとつです。

80 春菊とアボカドのサラダ

材料〈2人分〉

春菊の葉 ― 50g

アボカド ― 1個

焼きのり(全形) ― 1枚

白すりごま ― 大さじ1

Ⓐ │ サラダ油 ― 小さじ2

　│ 酢 ― 小さじ2

　│ しょうゆ ― 小さじ2

　│ はちみつ ― 小さじ1

　│ 塩 ― ふたつまみ

　│ こしょう ― 少々

作り方

❶ 春菊の葉は冷水に5分ほどさらし、水けをよくきる。アボカドは1.5cm角に切る。焼きのりはちぎる。

❷ ボウルにⒶを入れて混ぜ、❶とすりごまを加えてあえる。

▭ アボカドはトリプトファンをはじめ、抗酸化作用が強く、老化予防に効果的なビタミンEが豊富。春菊の特有の香りには自律神経や胃腸の働きを整える作用があります。残った春菊の茎は刻んで炒めものや汁ものに使いましょう。

葉物野菜の栄養

季節ごとにいろいろな種類が出回る葉物野菜。例えばキャベツにおいては春と冬で食感や味の違いを楽しむこともできます。もちろん葉物野菜によって栄養素は異なりますが、主にβ-カロテン、ビタミンE、C、鉄、カリウム、カルシウムなどを含むものが多いです。色や香りが強いものほど栄養価が高く、これを活かして調理することも心がけてみましょう。

中性脂肪を減らす

[DHA] [EPA]

◯　DHA（ドコサヘキサエン酸）とEPA（エイコサペンタエン酸）は脂質の一種であるオメガ3（n-3）系脂肪酸です。「脂質＝太る」というイメージがあるかもしれませんが、脂質にはさまざまな種類があり、中でもオメガ3（n-3）系脂肪酸は健康脂と呼ばれ、生活習慣病予防に役立ちます。

◯　DHAとEPAには血液中の中性脂肪や悪玉コレステロールを減らして善玉コレステロールを増やす働きがあります。

◯　DHAには脳の機能を高める、精神を安定させる、EPAには血流をよくする働きも。いずれも体内で作ることができないため、食事でとる必要があります。

◯　どちらも青魚に多く含まれますが、手軽に料理したいときは、さばやツナ、オイルサーディンなどの缶詰、ちくわなどの加工品が便利です。

81　さばじゃが

材料〈2人分〉

さば缶（水煮）― 1缶（150g）
じゃがいも ― 2個（300g）
玉ねぎ ― ¼個
Ⓐ｜しょうゆ ― 大さじ1
　｜みりん ― 大さじ1

作り方

❶ じゃがいもは食べやすい大きさに切る。玉ねぎは縦に幅1cmに切る。

❷ 鍋に❶、さば（缶汁ごと）、Ⓐを入れ、ひたひたの水（約200㎖・分量外）を加えて落としぶたをする。強火で煮立て、煮汁が少なくなるまで弱火で10分ほど煮る。

◯ さばの缶汁にもDHAとEPAが含まれています。むだなく摂取するには煮ものやスープがおすすめ。さば独特のうまみやこくもプラスされます。

82　ツナみそズッキーニボート

材料〈2人分〉

ツナ缶（油漬け）― 1缶（70g）
ズッキーニ ― 1本
Ⓐ｜ピザ用チーズ ― 20g
　｜みそ ― 小さじ2

作り方

❶ ツナは缶汁をきってボウルに入れ、Ⓐを加えて混ぜる。

❷ ズッキーニはへたをつけたまま縦に4等分に切る。

❸ ❷に❶を等分にのせ、オーブントースター（または魚焼きグリル）で表面に焼き色がつくまで6分ほど焼く。

◯ 油と相性がよく、味なじみのよいズッキーニ。大きく切って迫力を出します。ツナの脂質が気になる場合は水煮でもOK。

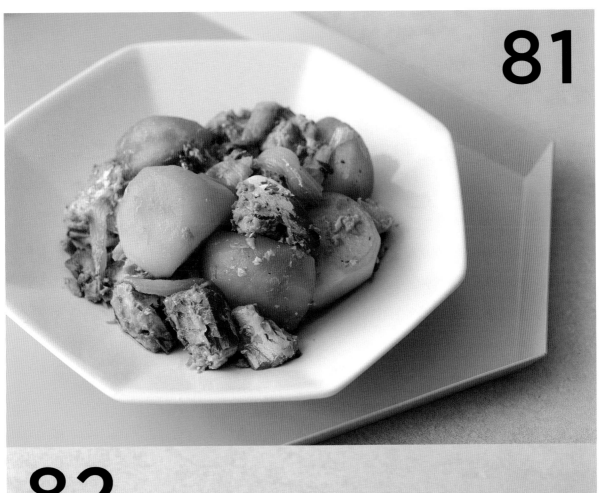

81

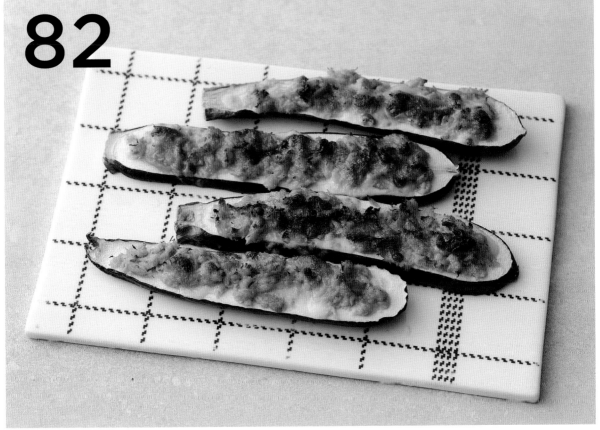

82

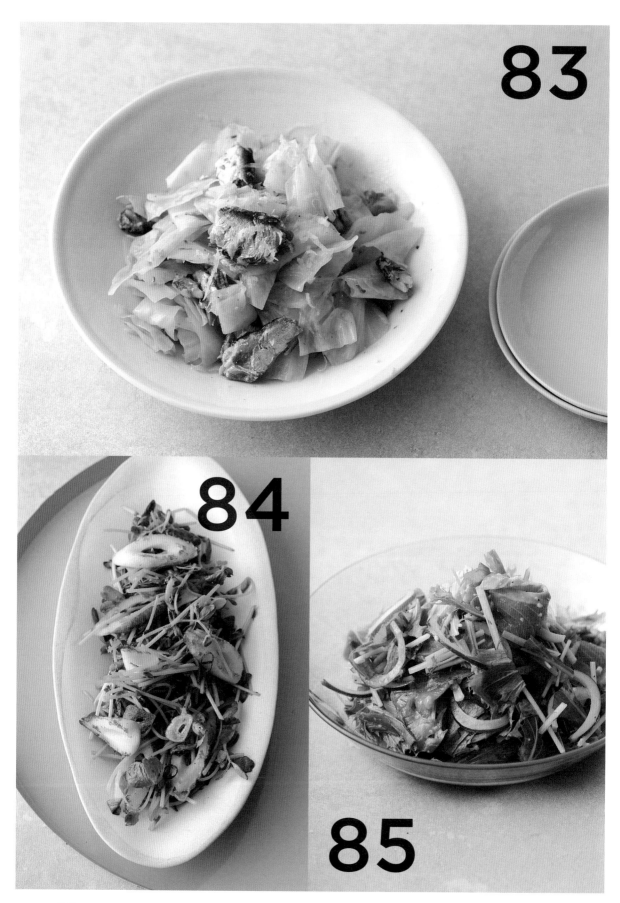

83 オイルサーディンとキャベツのレモンあえ

材料〈2人分〉

オイルサーディン缶―1缶(105g)

キャベツ―200g

レモン(国産)―½個

Ⓐ｜しょうゆ―小さじ½

　｜塩―小さじ¼

　｜こしょう―少々

作り方

❶ キャベツはひと口大に切り、熱湯で1分ほどゆでて冷水に取って冷まし、水けをよく絞る。レモンは皮をすりおろし、果汁を搾る。

❷ ボウルにオイルサーディン(缶汁ごと)、キャベツ、レモン果汁、Ⓐを入れ、いわしの身を粗くほぐしながら混ぜる。器に盛り、レモンの皮を散らす。

◯ オイルサーディンの缶汁も味つけに活かします。油っぽくならないよう、レモンの皮と果汁でさっぱりと。

〈オイルサーディン缶〉
小型のいわしの頭や内臓を取り、塩漬けして低温の油で揚げ、さらに油に漬けたもの。DHAやEPAが豊富。サラダやパスタ、サンドイッチなどに。

84 ちくわと豆苗のピリ辛炒め

材料〈2人分〉

ちくわ―2本(70g)

豆苗―1パック(100g)

にんにく(薄切り)―1かけ分

赤唐辛子(小口切り)―ひとつまみ

サラダ油―小さじ2

Ⓐ｜塩―ひとつまみ

　｜こしょう―少々

　｜しょうゆ―小さじ½

作り方

❶ ちくわは幅8mmの斜め切りにする。豆苗は根元を落とし、長さを半分に切る。

❷ フライパンにサラダ油、にんにく、赤唐辛子を入れて中火で熱し、香りが立ってきたら、ちくわ、豆苗の順に加えてさっと炒め、Ⓐを順に加えて炒め合わせる。

◯ ちくわは切り身魚より日もちがして、調理も簡単です。魚肉ソーセージで作ってもおいしいです。にんにくと赤唐辛子が効いていて、おつまみにもぴったり。

85 サーモンと紫玉ねぎの塩麹あえ

材料〈2人分〉

サーモン(刺身用・さく)―100g

紫玉ねぎ(または新玉ねぎ)―¼個

水菜―100g

Ⓐ｜塩麹―大さじ1

　｜レモン果汁―小さじ2

　｜オリーブオイル―小さじ2

　｜こしょう―少々

作り方

❶ サーモンは厚さ5mmのそぎ切りにする。紫玉ねぎは繊維に沿って薄切りにする。水菜は長さ3cmに切る。

❷ ボウルにⒶを入れて混ぜ、❶を加えてあえる。

◯ サーモンはスモークサーモンでもOK。その場合は塩麹の量を半分ほどに減らしてください。紫玉ねぎで作ると抗酸化作用のあるアントシアニンもとれます。

〈塩麹〉
米麹、塩、水を混ぜて発酵させた調味料。発酵独特のうまみと甘みがあり、塩の代わりに料理に使っても。善玉菌のエサとなるオリゴ糖を生成する酵素を持っている。

代謝を助ける

[亜鉛]

� なじみが薄い栄養素ですが、亜鉛は血液や皮膚、骨、筋肉などに多く存在します。代謝をサポートする酵素として働き、新しい細胞を作る際にも不可欠です。

⟭ 亜鉛はホルモン分泌に作用し、抜け毛や肌荒れ、物忘れの予防など、重要な役割を担っています。血糖値を下げる働きをするインスリン（ホルモン）の合成にも関わりがあります。不足すると男女ともに生殖機能の低下、免疫力の低下、味覚障害などが起こることも。

⟭ 亜鉛の多い食材はかきやうなぎですが、毎日のおかず作りに使いやすい、レバーやあさり、大豆製品などのレシピにしました。玄米やそばにも亜鉛が含まれているので主食に用いても。

⟭ ビタミンCといっしょにとると吸収率がアップします。

86 あさりと車麩の酒蒸し

材料〈2人分〉

あさり（砂抜き済み） — 200g

車麩 — 3枚（または小町麩12g）

グリーンアスパラガス — 4本

Ⓐ｜酒 — 100㎖

｜みりん — 大さじ1

｜しょうゆ — 小さじ1

｜塩 — 小さじ¼

作り方

❶ 車麩は水につけて戻し、水けをよく絞って4等分に切る（小町麩の場合は切らなくてOK）。アスパラガスは根元から⅓のところまでピーラーで皮を薄くむき、幅3㎝の斜め切りにする。

❷ フライパンにあさりと❶を入れ、Ⓐをふり入れてふたをする。中火で熱し、あさりの口が開くまで5分ほど蒸し煮にする。

⟭ あさりに含まれる亜鉛や鉄などの栄養とうまみを車麩にしっかり含ませ、効率よく摂取します。アスパラガスに含まれるアスパラギン酸は新陳代謝を促し、疲労回復にも役立ちます。

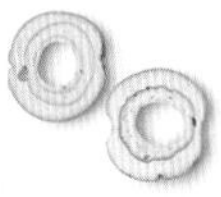

〈車麩〉
小麦粉から取り出したグルテンに小麦粉や膨張剤を混ぜ、棒に巻きつけて焼き、輪切りにしたもの。すき焼きや煮ものなどによく使われる。

87 するめとにんじんのあえもの

材料〈2人分〉

するめ（あたりめ） — 20g

にんじん — 1本

塩 — 適量（にんじんの重量の1%）

Ⓐ｜酒 — 大さじ1

｜みりん — 大さじ1

Ⓑ｜しょうゆ — 小さじ2

｜きび砂糖 — 小さじ2

｜酢 — 小さじ1

作り方

❶ するめはキッチンばさみで細切りにする。にんじんは長さ5㎝の細切りにしてボウルに入れ、塩をふってもみ、さらにするめを加えてもみ、半日ほどおく。

❷ 耐熱ボウルにⒶを入れ、ラップをせずに電子レンジで30秒ほど加熱してアルコール分を飛ばし、Ⓑを加えて混ぜる。

❸❶に❷を加えて混ぜ、さらに半日ほどおく。

⟭ するめ（あたりめ）は、おつまみコーナーなどにあります。塩だけで味つけされたものを選びましょう。にんじんの水分をするめに吸わせ、なじませます。

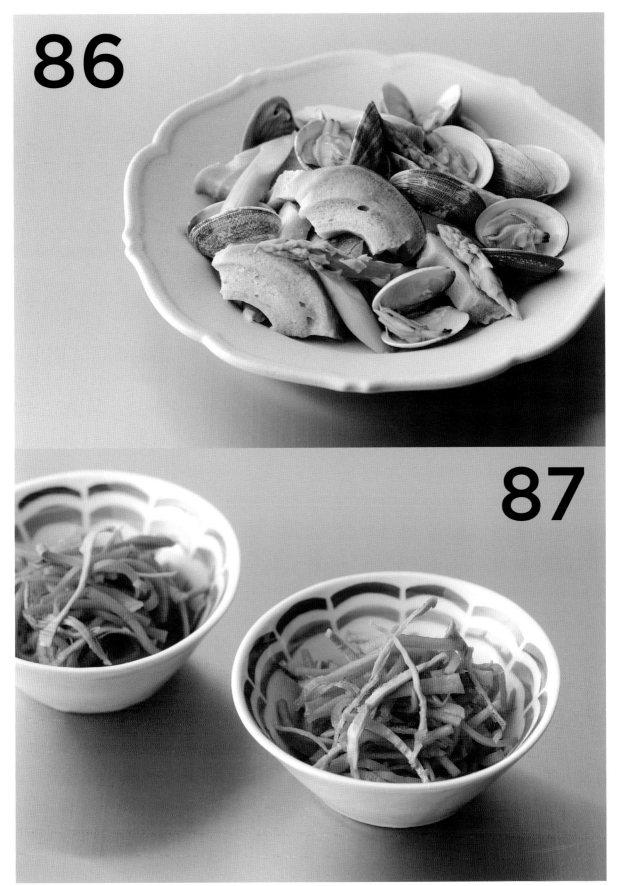

86

87

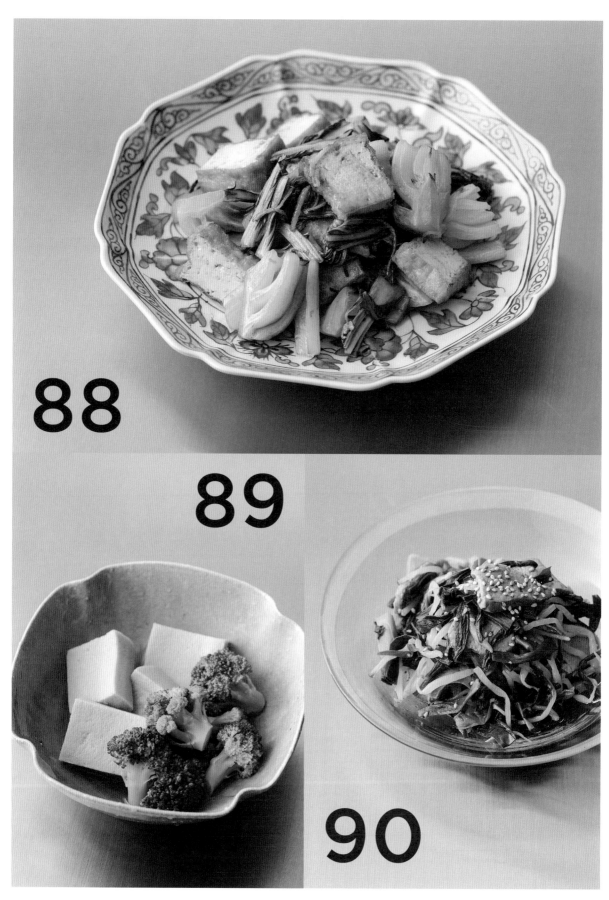

88

89

90

88 厚揚げと青梗菜のオイスター炒め

材料〈2人分〉

厚揚げ — 100g
青梗菜 — 2株
しょうが(細切り) — 1かけ分
ごま油 — 小さじ2
Ⓐ 酒 — 小さじ2
　 オイスターソース — 小さじ2
　 しょうゆ — 小さじ1
　 きび砂糖 — 小さじ½

作り方

❶ 厚揚げは半分に切ってから幅1cmに切る。青梗菜は長さ4cmに切り、根元に近い部分は4つ割りにし、軸と葉に分ける。

❷ フライパンにごま油としょうがを入れて中火で熱し、厚揚げと青梗菜の軸を炒める。全体に油が回ったら、青梗菜の葉を加えてさっと炒め合わせ、Ⓐを加えてからめる。

⌣ 厚揚げは亜鉛を含む食材。青梗菜のビタミンCで吸収率をアップさせます。青梗菜には鉄やカルシウムも多く含まれています。

89 高野豆腐とブロッコリーの煮もの

材料〈2人分〉

高野豆腐 — 2枚
ブロッコリー — 100g
Ⓐ だし汁 — 200㎖
　 酒 — 大さじ1
　 みりん — 大さじ1
　 しょうゆ — 小さじ1
　 きび砂糖 — 小さじ1
　 塩 — 小さじ¼

作り方

❶ 高野豆腐は水につけて戻し、数回もみ洗いしてから水けをよく絞り、4等分に切る。ブロッコリーは小房に分け、大きい場合はさらに縦半分に切る。

❷ 鍋にⒶを入れて中火で煮立て、高野豆腐を加え、落としぶたをして弱火で7分ほど煮る。ブロッコリーを加え、同様に3分ほど煮る。

⌣ ブロッコリーはビタミン類をまんべんなく含み、カルシウムや鉄などのミネラル、食物繊維も豊富な栄養価の高い野菜です。そのブロッコリーのビタミンCで高野豆腐の亜鉛の吸収をサポートします。

90 レバにらあえ

材料〈2人分〉

豚レバー(薄切り) — 100g
にら — 100g
もやし — ½袋(100g)
Ⓐ しょうが(すりおろし)
　 — ½かけ分
　 ごま油 — 小さじ2
　 しょうゆ — 小さじ1
　 塩 — 小さじ¼
白いりごま — 小さじ½

作り方

❶ レバーは小さめのひと口大に切ってよく洗い、ペーパータオルで水けを拭く。さらにぬるめの湯(約80℃)で3〜5分ゆでてざるに上げ、ペーパータオルで水けを拭く。

❷ にらは長さ4cmに切る。もやしはできればひげ根を取る。合わせて熱湯で30秒〜1分ゆでて冷水に取って冷まし、水けをよく絞る。

❸ ボウルに❶、❷、Ⓐを入れて混ぜ、器に盛っていりごまをふる。

⌣ レバーは亜鉛の含有量が多い食材。沸騰した湯よりも、ぬるめの湯でゆでたほうがしっとり仕上がります。ペーパータオルで水けをしっかり拭くのも臭みを取るポイントです。にらとはいい組み合わせで、疲労回復に効果あり。元気を出したいときにもぜひ。

老化／生活習慣病の予防と免疫力の向上

[ポリフェノール]

◯　ポリフェノールという単体の物質があるわけではなく、化合物の総称。種類は8000以上あるといわれ、主に色素や苦みなどの成分として多くの植物に含まれています。

◯　有名なのはアントシアニン(P50)、イソフラボン(P88)、カテキン、カカオポリフェノール、セサミンなど。それぞれに効能は異なりますが、共通して強い抗酸化作用があるのが特徴。老化予防や生活習慣病予防、免疫力の向上に役立ちます。

91　きんぴらごぼう

材料〈2人分〉

ごぼう ― 太め1本(200g)
赤唐辛子(小口切り) ― ひとつまみ
ごま油 ― 小さじ2
Ⓐ ｜しょうゆ ― 小さじ2
　｜みりん ― 小さじ2
白いりごま ― 小さじ1

作り方

❶ ごぼうは長さ5cmの細切りにし、水に5分ほどさらし、水けをよくきる。

❷ フライパンにごま油と赤唐辛子を入れて中火で熱し、❶を3分ほど炒める。しんなりしてきたらⒶを回し入れてからめ、器に盛っていりごまをふる。

◯　ごぼうのあくの強さはポリフェノールが多く含まれているから。水溶性と不溶性の食物繊維をバランスよく含み、腸内環境改善にも効果があります。

92　れんこんのから揚げ

材料〈2人分〉

れんこん ― 1節(200g)
Ⓐ ｜しょうゆ ― 大さじ1
　｜みりん ― 大さじ1
　｜酒 ― 小さじ1
片栗粉 ― 適量
揚げ油 ― 適量
塩 ― ひとつまみ

作り方

❶ れんこんはひと口大の乱切りにし、酢水 (または水・分量外) に5分ほどさらし、ペーパータオルで水けを拭く。Ⓐをからめて20分ほどおき、汁けを軽くきって片栗粉を薄くまぶす。

❷ フライパンに揚げ油を170℃に熱し、❶を3分ほど揚げる。カラリとしたら油をきり、塩をふる。

◯　仕上げに粉山椒をふってもおいしいです。れんこんを酢水にさらすとポリフェノールが変色するのを抑えられ、白く仕上がります。また、シャキシャキとした食感が好みの場合も酢水にさらしましょう。さらす時間は短めで。酢水は水500mℓに対し、酢大さじ1が目安。

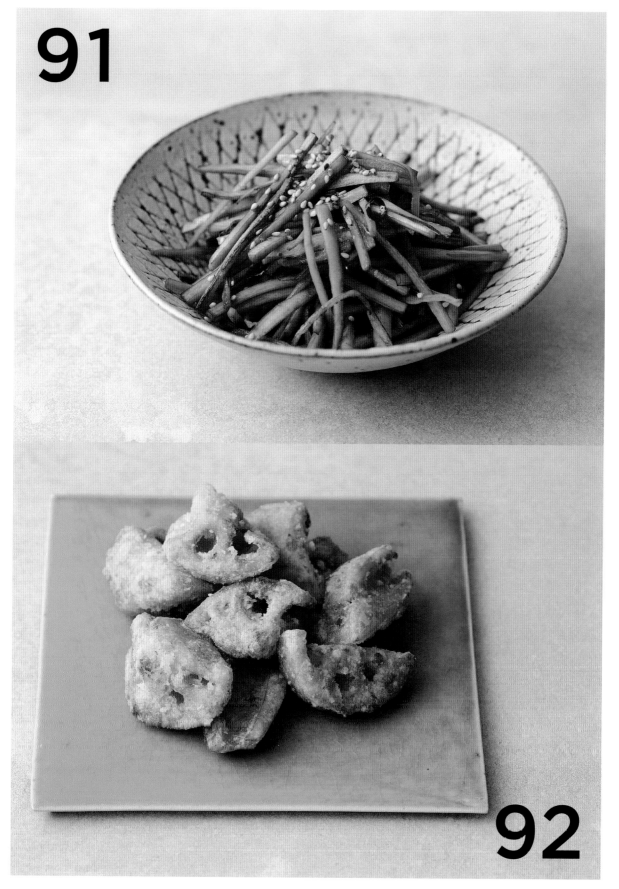

91

92

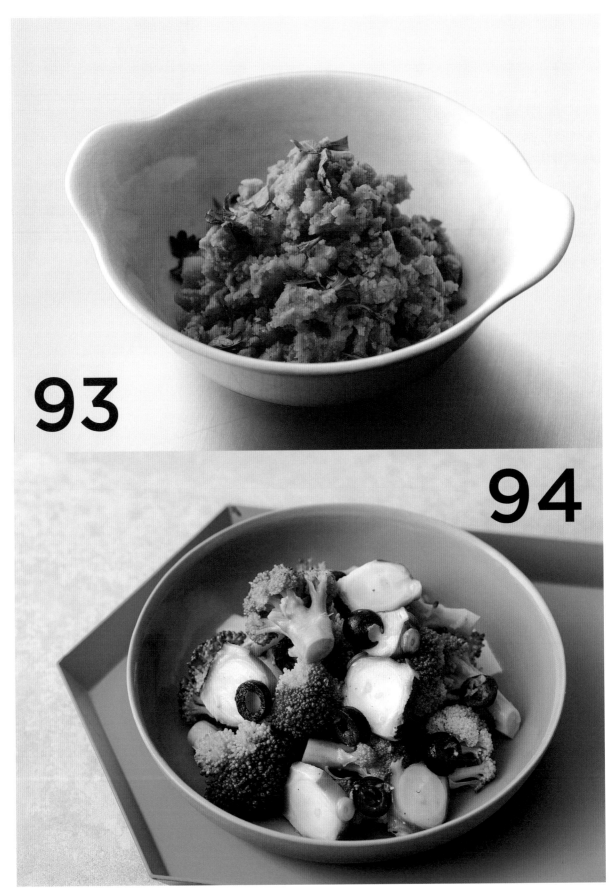

93

94

93 ビーツ入りポテトサラダ

材料〈2人分〉

ビーツ(水煮) — 40g

じゃがいも — 2個(300g)

Ⓐ | マヨネーズ — 大さじ1
 | オリーブオイル — 小さじ1
 | 酢 — 小さじ1
 | 塩 — 小さじ⅓
 | こしょう — 少々

イタリアンパセリ(粗みじん切り)
 — 適量

作り方

❶ じゃがいもは皮つきのまま濡らして1個ずつラップで包み、耐熱皿にのせて電子レンジで3分ほど加熱し、上下を返してさらに3分ほど加熱し、皮をむく。

❷ ボウルに❶とビーツを入れてつぶし、Ⓐを加えて混ぜる。器に盛り、イタリアンパセリを散らす。

▭ ビーツがかたい場合はみじん切りにし、つぶしたじゃがいもと混ぜてください。ビーツが使い切れないときは冷凍し、スムージーやポタージュにするのがおすすめ。

〈ビーツ〉
赤紫色はベタシアニンというポリフェノールによるもの。ほのかな甘みがある。食べる血液ともいわれ、葉酸やカリウムなどが豊富。生のビーツはゆでてから調理を。

94 ブロッコリーと
ブラックオリーブのサラダ

材料〈2人分〉

ゆでたこの足(刺身用) — 100g

ブロッコリー — 150g

ブラックオリーブ(スライス) — 25g

Ⓐ | にんにく(すりおろし) — ½かけ分
 | レモン果汁 — 小さじ2
 | オリーブオイル — 小さじ2
 | 塩 — 小さじ¼
 | こしょう — 少々

作り方

❶ たこは厚さ5mmに切る。

❷ ブロッコリーは小房に分け、大きい場合はさらに縦半分に切る。塩少々(分量外)を入れた熱湯に加え、再び沸騰してから1分30秒ほどゆで、ざるに上げる。さらにペーパータオルに房を下にして並べ、水けをきる。

❸ ボウルにⒶを入れて混ぜ、❶、❷、ブラックオリーブを加えてあえる。

▭ オリーブはポリフェノールをはじめ、抗酸化作用の強いビタミンEが豊富です。高たんぱく低脂質のたこは、血液中のコレステロールを減らしたり、肝機能を高めるタウリンを多く含んでいます。

〈オリーブ〉
オリーブの実の漬けもの。未熟な実を漬けたものがグリーンオリーブ、完熟した実を漬けたものがブラックオリーブ。どちらもポリフェノールが豊富。スライスされていない種つきもある。

95 玉ねぎの丸ごとオーブン焼き

材料〈2人分〉

玉ねぎ——2個(またはペコロス6個)
オリーブオイル——小さじ2
塩——小さじ¼

作り方

❶ 玉ねぎは薄皮をつけたまま天板にのせ、200℃に予熱したオーブンで1時間ほど(ペコロスの場合は20～30分) 焼く。

❷ 器に❶を盛り、オリーブオイルと塩をつけていただく。

◯ 外側の薄皮を1枚はがし、内側の薄皮は食べてみてください。香ばしくておいしいうえに、ここにポリフェノールがたくさん含まれています。

96 そばサラダ

材料〈2人分〉

そば(乾麺)——100g
きゅうり——½本
水菜——50g
ミニトマト——10個
貝割れ大根——¼パック
Ⓐ 白いりごま——小さじ1
　しょうゆ——大さじ1
　酢——大さじ1
　ごま油——小さじ2
　きび砂糖——小さじ1
焼きのり(全形)——適量

作り方

❶ そばは半分に折り、熱湯でパッケージの表示時間どおりにゆで、冷水に取って冷まし、水けをよくきる。

❷ きゅうりは斜め薄切りにしてからせん切りにする。水菜は長さ4cmに切る。ミニトマトは横半分に切る。貝割れ大根は根元を落とし、長さを半分に切る。

❸ ボウルにⒶを入れて混ぜ、❶と❷を加えてざっくりあえる。器に盛り、焼きのりをちぎって散らす。

◯ 二八よりも十割そばのほうがポリフェノールを多くとることができます。食物繊維が豊富なのりをトッピングにぜひ。

〈そば〉
ポリフェノールの一種であるルチンが豊富。ルチンには毛細血管の強化、血圧を下げる、ビタミンCの吸収を促進する働きがある。

麺類の栄養
麺類の栄養素は主に炭水化物ですが、食物繊維も含まれています。より効率的に食物繊維やその他ミネラルを摂取するには精製されていない小麦粉やそば粉を使ったものを選ぶのがおすすめ。例えば、スパゲッティなら一般的な白いものよりも全粒粉入りの茶色いものを、和食ならうどんよりもそばを。日々の小さな積み重ねが、将来の健康につながります。

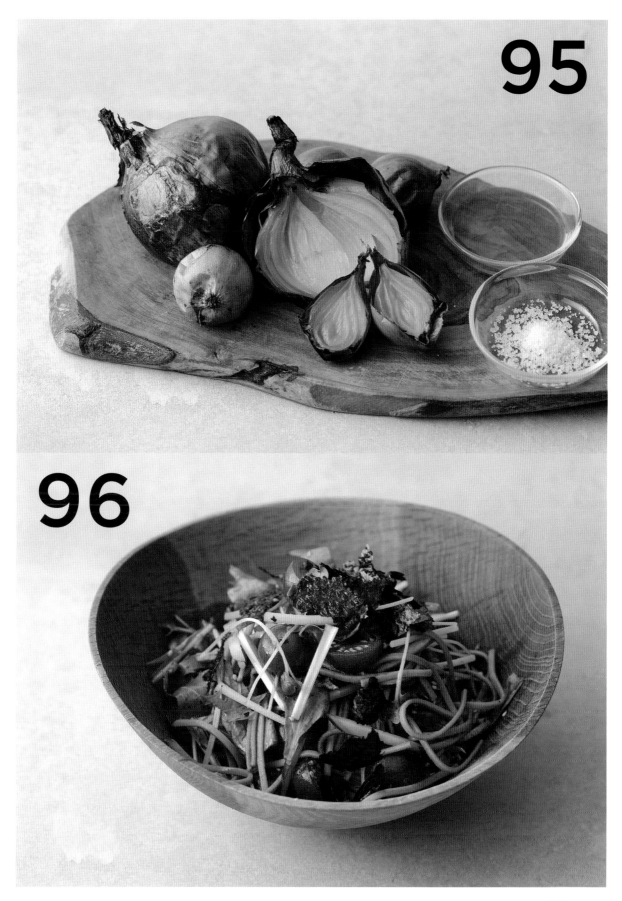

95

96

更年期障害の緩和

[イソフラボン]

○ 女性ホルモンのエストロゲンに似た働きをすることで知られるイソフラボンもポリフェノールの一種です。大豆やひよこ豆などに豊富に含まれています。

○ 女性は加齢とともにエストロゲンが減少するとホルモンバランスが崩れ、のぼせ、ほてり、めまい、倦怠感などの更年期障害の症状が出ることがあります。そんなとき、イソフラボンをとることで更年期の不快な症状の緩和や自律神経の安定などに効果があるといわれています。

○ さらにエストロゲンの減少によって骨にカルシウムを蓄えておく力が弱まります。イソフラボンは骨からカルシウムが溶け出すのを防ぐので、骨粗しょう症予防にもおすすめです。

97 ひよこ豆のトマト煮

材料〈2人分〉

合いびき肉 — 100g
ひよこ豆(ドライパック) — 100g
トマト — 1個
玉ねぎ — 1/4個
にんにく — 1かけ
ローリエ — 1枚
オリーブオイル — 小さじ2
Ⓐ | トマトケチャップ — 大さじ1
　 | 塩 — 小さじ1/3
　 | こしょう — 少々

作り方

❶ トマトは1cm角に切る。玉ねぎとにんにくはみじん切りにする。

❷ 鍋にオリーブオイルとにんにくを入れて中火で熱し、香りが立ってきたらひき肉を加えて炒める。ひき肉の色が変わってきたら玉ねぎを加え、炒め合わせる。

❸ 玉ねぎがしんなりしたら、ひよこ豆、トマト、ローリエを加えて混ぜ、ふたをして弱火で8分ほど煮る。ふたを取り、Ⓐを加えて混ぜる。

○ 日本人にとってはイソフラボン＝大豆ですが、大豆を使った食事になじみのない欧米ではひよこ豆が主流です。ひよこ豆には鉄や亜鉛も多く含まれています。

98 つぶしひよこ豆のサラダ

材料〈2人分〉

ロースハム — 2枚
ひよこ豆(ドライパック) — 100g
きゅうり — 1/2本
新玉ねぎ(または玉ねぎ) — 1/4個
塩 — 適量(きゅうりの重量の1%)
Ⓐ | サラダ油 — 小さじ2
　 | 酢 — 小さじ1
　 | 塩 — 小さじ1/4
　 | こしょう — 少々

作り方

❶ ハムは1cm四方に切る。ひよこ豆は厚手のポリ袋に入れ、すりこ木(または手のひらやへら)で押しつぶす。

❷ きゅうりは薄い輪切りにし、塩をふってもみ、10分ほどおいて水けをよく絞る。新玉ねぎは繊維を断つように薄切りにする(普通の玉ねぎを使用する場合は水に5分ほどさらす)。

❸ ボウルに❶、❷、Ⓐを入れ、混ぜる。

○ ひよこ豆をつぶし、ポテトサラダをイメージしたメニューに。アボカドを加えてもおいしいです。

97

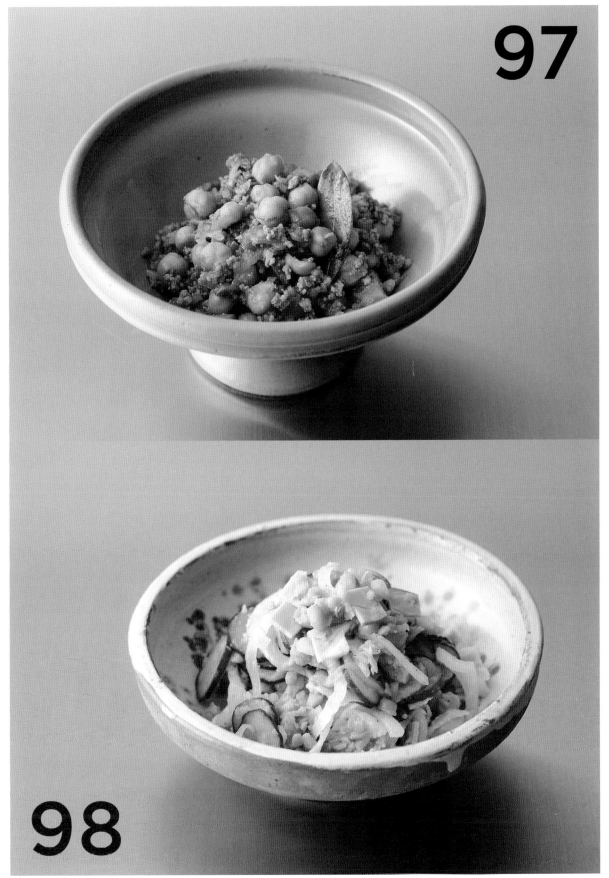

98

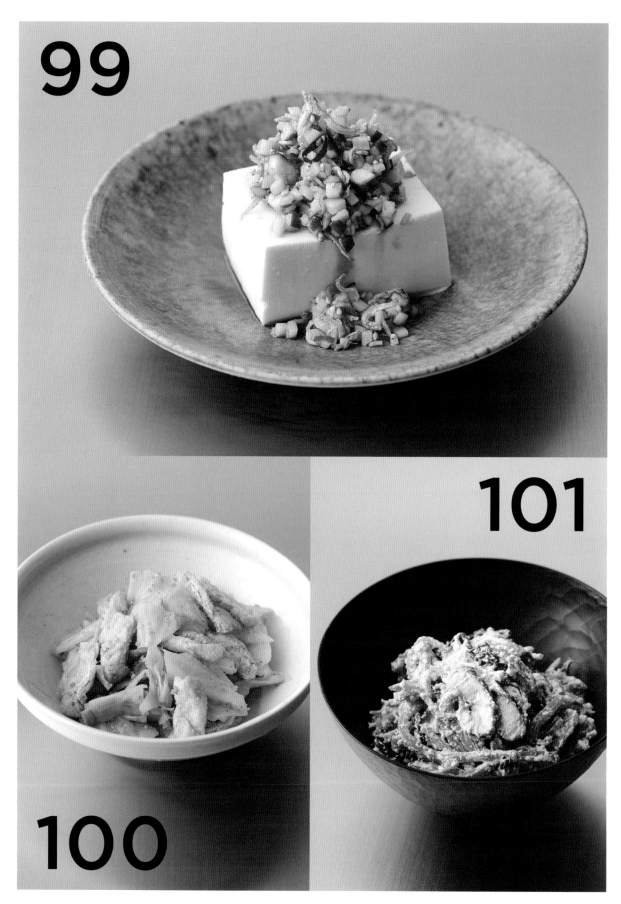

99

101

100

99 きゅうりやっこ

材料〈2人分〉

絹ごし豆腐 — 200g
ちりめんじゃこ — 5g
きゅうり — ½本
しょうが — ½かけ
Ⓐ | 赤唐辛子(小口切り)
　 | 　 — ひとつまみ
　 | 白いりごま — 小さじ1
　 | ごま油 — 小さじ1
　 | しょうゆ — 小さじ1
　 | オイスターソース — 小さじ1

作り方

❶ 豆腐は半分に切り、ペーパータオルにのせて10分ほどおき、水けをきる。

❷ きゅうりは粗みじん切りにする。しょうがはみじん切りにする。

❸ ボウルにちりめんじゃこ、❷、Ⓐを入れ、混ぜる。

❹ 器に❶を盛り、❸をのせる。

　豆腐のイソフラボンとちりめんじゃこのカルシウムが手軽にとれる、更年期世代の女性におすすめのメニューです。

100 油揚げとキャベツのごまあえ

材料〈2人分〉

油揚げ — 1枚
キャベツ — 150g
Ⓐ | 白すりごま — 大さじ1½
　 | きび砂糖 — 小さじ1½
　 | しょうゆ — 小さじ1½

作り方

❶ 油揚げは半分に切ってから幅1cmに切り、熱湯にさっとくぐらせて油抜きをし、冷めたら水けを絞る。

❷ キャベツはひと口大に切り、熱湯で1分ほどゆでて冷水に取って冷まし、水けをよく絞る。

❸ ボウルに❶、❷、Ⓐを入れ、混ぜる。

　ごまに含まれるビタミンEが活性酸素を抑えてさびにくい体を作るほか、白髪予防にも効果的。

101 ほうれん草の白あえ

材料〈2〜4人分〉

絹ごし豆腐 — 100g
ほうれん草 — 100g
しいたけ — 2枚
にんじん — 60g
つきこんにゃく(あく抜き済み)
　 — 80g
Ⓐ | 白練りごま — 大さじ1
　 | 白すりごま — 小さじ2
　 | きび砂糖 — 小さじ2
　 | しょうゆ — 小さじ1
　 | 塩 — 小さじ¼

作り方

❶ 豆腐はペーパータオルで包み、バットにのせる。重し(豆腐の重量の3倍量が目安)をのせて30分ほどおき、水きりをする。

❷ ほうれん草は塩少々(分量外)を入れた熱湯で30秒ほどゆで、冷水に取って冷まし、水けを絞って長さ4cmに切る。

❸ しいたけは薄切りにする。にんじんは長さ5cmの細切りにする。合わせて熱湯で1分ほどゆで、ざるに上げて冷まし、水けを絞る。つきこんにゃくは食べやすい長さに切る。

❹ ボウルに❶とⒶを入れて混ぜ、❷と❸を加えてあえる。

　更年期障害の対策に加え、幸せホルモンであるセロトニンを作ることも大切。セロトニンのほとんどが腸で作られるため、腸活も重要です。しいたけやこんにゃくなど、水溶性と不溶性の食物繊維をバランスよく、いろいろな食材からとることで腸が健康になります。

INDEX

※ 数字はページです

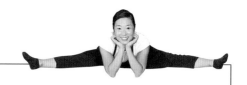

牛尾理恵

料理研究家、栄養士。料理研究家のアシスタント、飲食店の経営などを経て独立。ダイエットで 10kg 痩せたのをきっかけに筋トレに目ざめ、2019年にスパルタンレースの年代別部門では 1 位に輝いた。体を鍛えていく中で改めて食事の大切さに気づき、自らの経験をフィードバックしながら、健康的でおいしいレシピを提案する。著書に『元気が出る野菜炒め』(主婦と生活社)、『圧力鍋の大絶賛レシピ』(学研プラス) など多数。

調理補助 ― 上田浩子　高橋佳子　金原桜子
撮影 ― 鈴木静華
スタイリング ― 久保田朋子
デザイン ― 塙 美奈 [ME&MIRACO]
文 ― 佐藤友恵
校閲 ― 安藤尚子　泉 敏子
編集 ― 小田真一

読者アンケートにご協力ください

この度はお買い上げいただきありがとうございました。
『サプリみたいに栄養がとれる副菜101』はいかがだったでしょうか?
右下のQRコードからアンケートにお答えいただけると幸いです。
今後のより良い本作りに活用させていただきます。
所要時間は 5 分ほどです。

◎このアンケートは編集作業の参考にするもので、ほかの目的では使用しません。
詳しくは当社のプライバシーポリシー (https://www.shufu.co.jp/privacy) をご覧ください。

サプリみたいに栄養がとれる副菜101

著　者　牛尾理恵
編集人　束田卓郎
発行人　倉次辰男
発行所　株式会社主婦と生活社
　　　　〒104-8357 東京都中央区京橋3-5-7
　　　　[編集部] ☎ 03-3563-5129
　　　　[販売部] ☎ 03-3563-5121
　　　　[生産部] ☎ 03-3563-5125
　　　　https://www.shufu.co.jp
　　　　jituyou_shufusei@mb.shufu.co.jp
製版所　東京カラーフォト・プロセス株式会社
印刷所　共同印刷株式会社
製本所　株式会社若林製本工場

ISBN 978-4-391-16096-3